AF464694

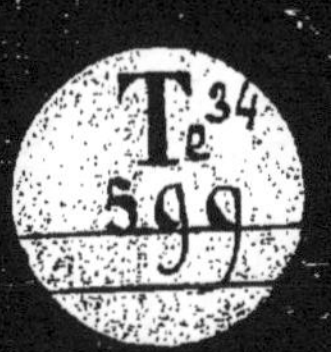
Te 34
599

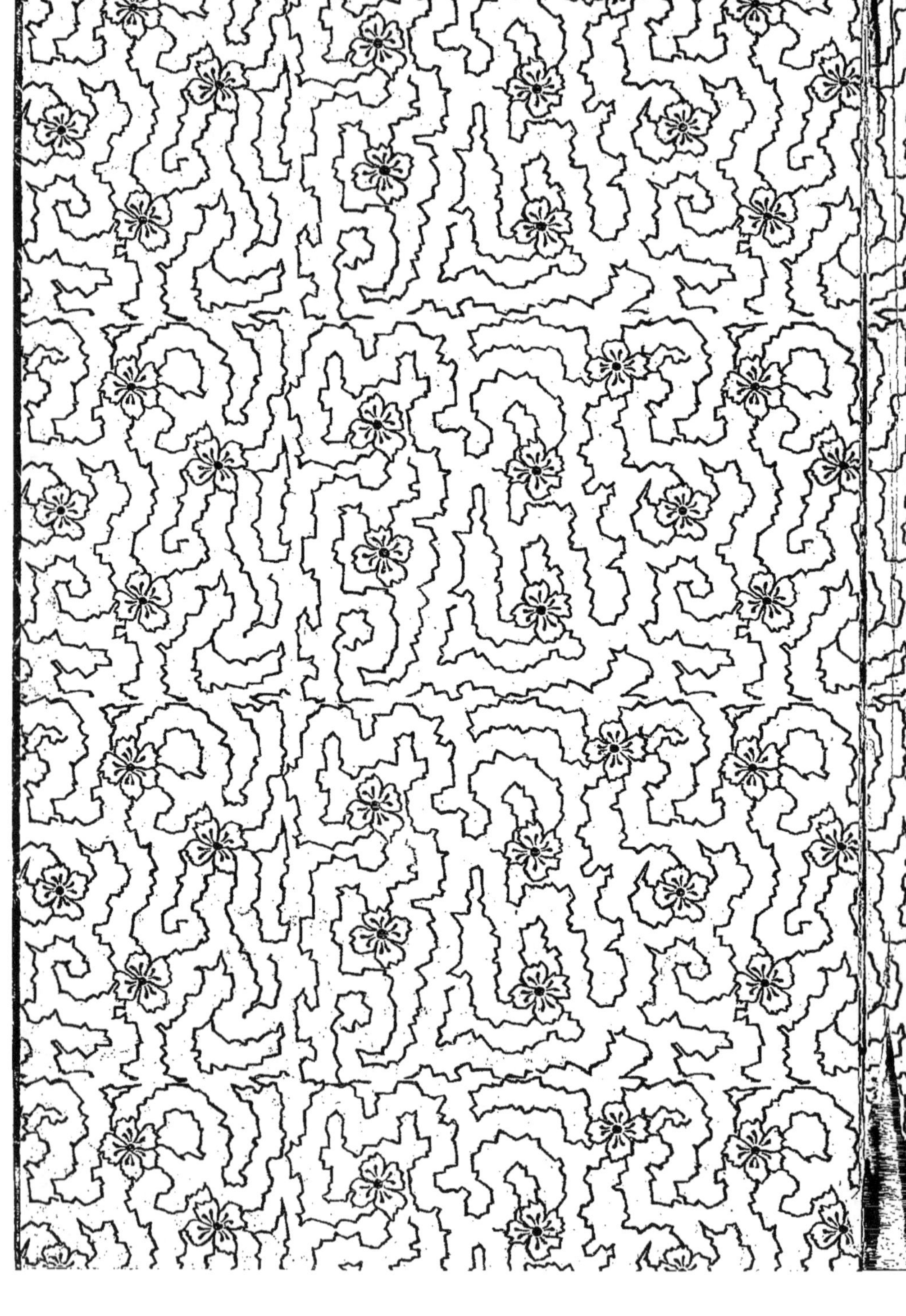

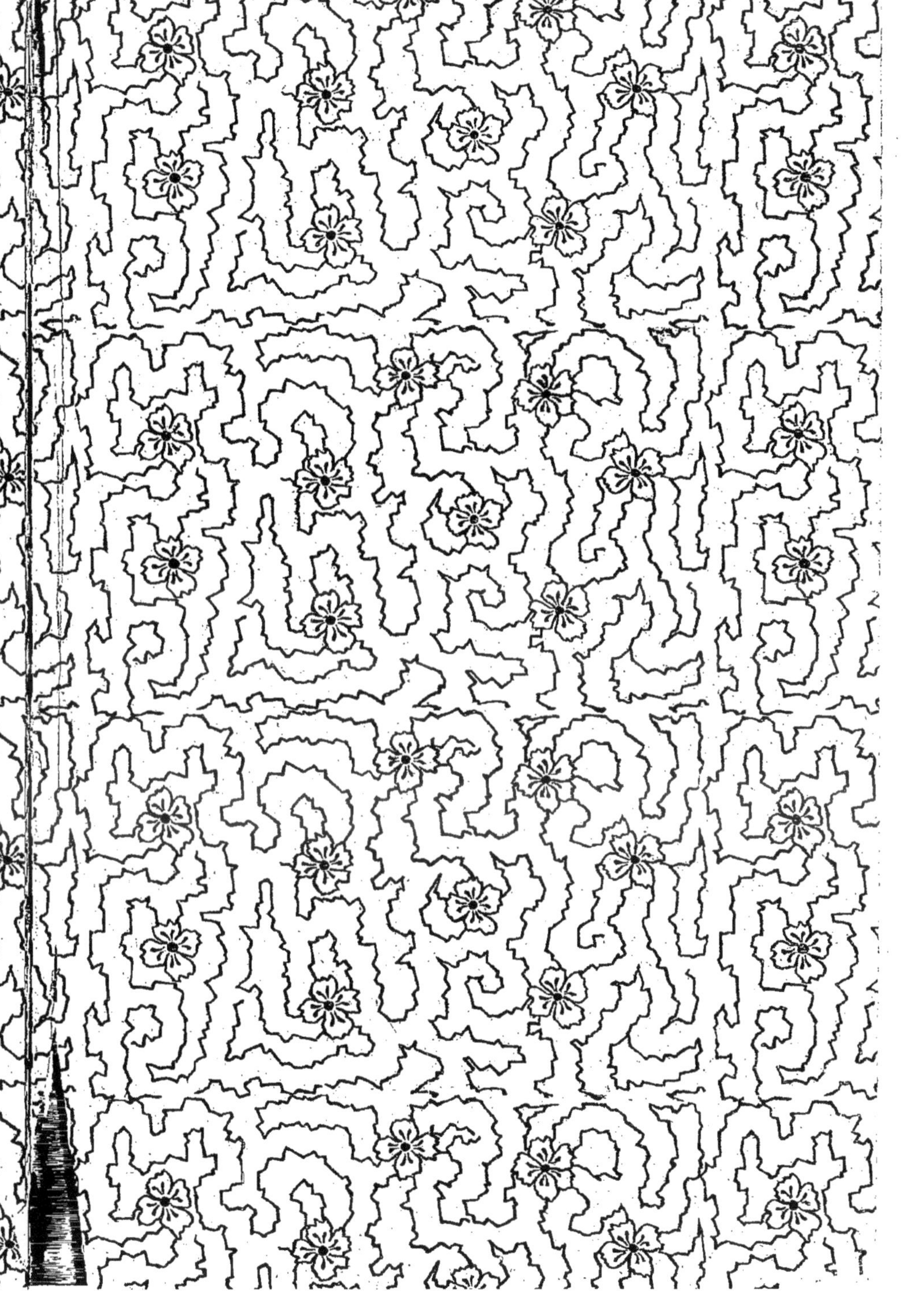

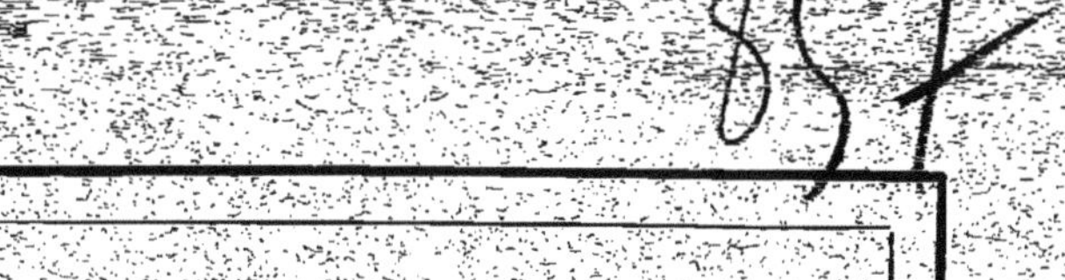

TRAITEMENT

DU

CHOLÉRA

au Nouvel Hôpital du Hâvre

(Épidémie de 1892).

PAR

A. BOUTIN

Docteur en Médecine de la Faculté de Paris
Ancien externe des Hôpitaux de Paris
Ancien interne des Hôpitaux du Hâvre
Médaille de vermeil du Ministère de l'Intérieur
(Choléra du Hâvre de 1892).

PARIS
IMPRIMERIE DE LA FACULTÉ DE MÉDECINE
HENRI JOUVE
15, Rue Racine, 15

1893

TRAITEMENT

DU

CHOLÉRA

au Nouvel Hôpital du Hâvre

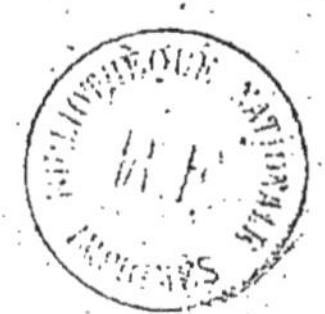

(Épidémie de 1892).

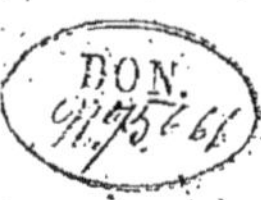

PAR

A. BOUTIN

Docteur en Médecine de la Faculté de Paris
Ancien externe des Hôpitaux de Paris
Ancien interne des Hôpitaux du Hâvre
Médaille de vermeil du Ministère de l'Intérieur
(Choléra du Hâvre de 1892).

PARIS
IMPRIMERIE DE LA FACULTÉ DE MÉDECINE
HENRI JOUVE
15, Rue Racine, 15

1893

A LA MÉMOIRE DE MON GRAND-PÈRE

LE DOCTEUR BOUTIN

A MON PÈRE

A MA MÈRE

MEIS ET AMICIS

INTRODUCTION.

Pendant notre année d'internat dans les hôpitaux du Hâvre, nous avons eu l'occasion d'assister à l'épidémie de choléra, qui des premiers jours d'août jusqu'au milieu du mois d'octobre s'est abattu sur la ville. Interne du service où furent soignés les cholériques, nous avons eu, sous les ordres de nos chefs, à diriger et à surveiller les soins à donner aux malades atteints. C'est pourquoi, nous croyons bon aujourd'hui de prendre comme sujet de notre thèse inaugurale le traitement ou pour mieux dire les divers traitements qui furent appliqués en cette circonstance.

Nous n'avons pas la prétention de faire un traitement du choléra en général ; beaucoup d'autres et de plus autorisés que nous, l'ont essayé, sans qu'aujourd'hui personne puisse se vanter de pouvoir enrayer ou guérir cette maladie, d'une façon absolue. Nous nous contentons d'exposer ici les diverses médications qui ont été pratiquées au nouvel hôpital du Hâvre, et d'y ajouter les remarques et les observations que nous avons pu faire sur chacune.

On s'étonnera, peut être, de la rapidité avec laquelle nous avons passé sur l'affection considérée en elle-même. sur les symptômes et surtout sur son étiologie. Nous avons pour cela une bonne raison ; c'est que l'épidémie a été ce qu'elle a été partout et que de nombreuses discussions entre des maîtres plus éclairés que nous, n'ont pu encore démontrer d'une façon probante d'où venait le fléau.

Nous sommes qu'un ancien usage, veuille que nous adressions ici nos remerciements à tous ceux qui nous ont dirigés dans nos études médicales.

Que Monsieur le Dr Périer reçoive nos remerciements pour les bons conseils et les excellents préceptes d'antiseptie qu'il n'a cessé de nous donner pendant notre année d'externat dans son service à l'hôpital Lariboisière.

Nous sommes heureux de remercier également MM. les Drs Duguet et Mesnet dans les services desquels nous sommes allés comme stagiaire et comme externe.

Nous nous garderons d'oublier ceux qui furent nos autres maîtres dans les hôpitaux de Paris, MM. les Drs Chorrin, Talamon, H. Martin et Picqué.

Nous croirions manquer à tous nos devoirs si nous n'adressions aussi tous nos remerciements à tous nos maîtres dans les hôpitaux du Hâvre et à ceux qui nous ont aidé de leurs conseils et de leurs lumières, MM. les Drs Lemercier, Brunsswick, Fauvel, de Lignerolles, Boutan, Caron et Gibert.

Nous avons eu le bonheur de passer plus d'une année comme externe dans le service de Monsieur le professeur Bouchard. Nous garderons toujours le souvenir de ses leçons. Nous n'oublierons jamais la bonté et la bienveillance qu'il nous a toujours témoignées.

Nous *le remercions* plus particulièrement aujourd'hui de l'honneur qu'il nous fait en présidant cette thèse.

ETIOLOGIE. — NATURE. — SYMPTOMES DU CHOLÉRA DU HAVRE

Vouloir faire l'étiologie et déterminer la nature du choléra du Hâvre, c'est réveiller les discussions qui se sont élevées au mois d'août au début de l'épidémie, et qui se sont continuées à l'école de Rouen, puis plus tard à Paris. Cependant après avoir pris l'avis de nombreux médecins, après avoir consulté tout ce qui a été écrit à ce sujet, de plus nous appuyant sur les examens microscopiques qui ont été faits à Paris même dans un laboratoire à l'abri de tout soupçon, nous pouvons dire que le choléra du Hâvre était bien du choléra asiatique.

D'un autre côté les auteurs qui ont traité la question font reposer le diagnostic différentiel, en dehors de tous les symptômes qui peuvent être communs aux deux genres, sur la nature des selles. Ici, au lieu des évacuations bilieuses et séreuses du choléra nostras nous avons pu constater la plupart du temps l'existence des selles riziformes caractéristiques. Nous avons pu voir en outre des cas de choléra sec, ou bien des malades qui après avoir eu une évacuation soit avant leur entrée à l'hôpital, soit pendant leur séjour dans les salles, restaient par la suite sans aller à la selle et mouraient assez rapidement parfois. Ce dernier point prouverait par conséquent que ces malades avaient plus que le choléra nostras.

Enfin la violence des accidents et souvent l'exagération des symptômes, n'étaient pas la caractéristique d'une diarrhée simple.

Nous pensons donc pouvoir affirmer et répéter ce que M. le docteur Gibert a dit à la tribune de l'Académie : « Le choléra du Hâvre est le choléra asiatique dans son expression la plus meurtrière. »

Quant à son importation, et la voie par laquelle elle s'est opérée, nous ne pouvons guère l'affirmer positivement. Cependant l'enquête a fait connaître que le premier cas mortel date du 15 juillet. On avait déja signalé trois cas non mortels; parmi ces trois malades se trouvait une femme venant de Courbevoie.

On a fait jouer un grand rôle à l'importation du choléra de Hambourg par le navire le Ruggia. Or ce navire n'est entré que le 23 août, et à cette époque, l'on comptait déja près de quatre-vingts décès. D'un autre côté le professeur Guttmann s'est chargé de prouver que le choléra avait été importé du Hâvre à Hambourg par voie de navires.

Sans affirmer, nous croyons que le choléra a été importé au Hâvre, de Courbevoie. L'arrivée et la dissémination des passagers contaminés du Ruggia a donné comme un coup de fouet à l'épidémie.

Quant aux symptômes, ils ont été les mêmes que ceux décrits par les auteurs. Nous avons constaté chez tous nos malades, à un degré plus ou moins élevé, la cyanose, la réfrigération, les troubles respiratoires, la diarrhée riziforme, les crampes, la soif ardente et enfin l'anurie qui qui n'a jamais fait défaut.

La mort survenait tantôt rapidement, tantôt au contraire plus tardivement. Nous avons vu des malades, particulièrement ceux atteints de la diarrhée prémonitoire (un tiers des cas environ), rester vainqueurs de leur affection et les symptômes s'amender. Au 6e ou au 7e jour devant la fin des accidents on pouvait espérer la guérison. Mais l'anurie était encore presque absolue, la polyurie critique n'apparaissait pas et alors survenaient du collapus, une respiration ou stertoreuse, ou revêtant le type de Cheyne-Stokes, de la torpeur intellectuelle, de la contraction des pupilles, enfin tous ces troubles que Monsieur le professeur Bouchard attribue à juste raison à une urémie secondaire ; et qui bien souvent déterminaient la mort.

PROPHYLAXIE.

Avant d'aborder le traitement proprement dit et les diverses médications employées au nouvel hôpital du Hâvre, nous devons dire un mot de la prophylaxie et de l'hygiène. Cette partie tient une place prépondérante dans le traitement des maladies contagieuses, car comme le dit un vieil adage : ne vaut-il pas mieux prévenir que réprimer.

Les caractères de l'épidémie actuelle, le genre de vie des malades atteints, le milieu où ils vivaient demandaient des mesures prophylactiques peut-être plus sévères que partout ailleurs.

Le milieu où s'était développé le fléau était en effet des plus propres à l'extension, et il ne faut pas s'étonner du grand nombre de cas du début dans cette population misérable logée dans des locaux excessivement insalubres sans air, sans hygiène, sans la moindre propreté. Il ne faut pas s'étonner non plus, d'abord que l'épidémie ait cessé presque subitement, grâce aux mesures énergiques prises en ville, et qui font grand honneur à ceux qui les ont dirigées et ordonnées, et ensuite qu'à l'hôpital il n'y ait pas eu plus d'un cas de contagion dans le personnel médical et infirmier.

Si l'on a jamais fait un choix heureux comme hôpital destiné à abriter et à isoler des contagieux tels que nos cholériques, assurément ce fut celui que l'on fit du nouvel hôpital.

Avec ses pavillons isolés complètement les uns des autres, placés au milieu d'un parc de haute futaie ; avec ses vastes salles, si aérées, si faciles à nettoyer, avec les cabinets d'isolement permettant de séparer de nombreux malades, cet hôpital était appelé à rendre de grands services en temps d'épidémie, et tout le monde l'a constaté pendant celle qui vient de se terminer.

Nous ne pouvons ici que déplorer fortement une grave erreur commise par le personnel administratif en établissant à l'Hôpital général un autre service de cholériques. Il y a eu en effet plusieurs cas de contagion dans les autres salles de malades et les dortoirs des vieillards. L'erreur, heureusement a été reconnue et par la suite tous les cholériques furent amenés au nouvel hôpital.

Sept pavillons ont été affectés exclusivement au service. Dès que leur destination fut déterminée, ces pavillons reçurent un personnel spécial, n'ayant aucun rapport avec le personnel des autres pavillons même au moment des repas.

En effet, les surveillants, infirmiers et infirmières couchaient et mangeaient dans leurs pavillons respectifs. Pour les courses à l'extérieur un infirmier était désigné spécialement, et défense lui était faite de pénétrer dans les salles où étaient les malades en traitement.

Des recommandations furent faites à chacun pour les soins personnels. Tout le monde dut se revêtir de blouses suffisamment longues. Dès qu'un des infirmiers avait les mains où les vêtements souillés par quelque déjection, dès qu'il devait vaquer à d'autres occupations après avoir touché des malades contaminés, il devait aller se savonner et se laver les mains à grande eau, puis les plonger dans une solution de sublimé à 1 pour 1000, renfermée dans des cuvettes en nombre suffisant dans chaque salle ; en outre, si besoin en était, il changeait en même temps de blouse et de tablier.

Ces recommandations qui sembleraient exagérées au premier abord, étaient nécessaires. Elles paraissaient, par leur rigueur, ne devoir jamais être mises en pratique par des gens n'en comprenant pas la nécessité. Elles furent pourtant suivies de point en point. Nous avons nous-mêmes été témoins bien des fois du soin avec lequel les infirmiers et infirmières suivirent ces conseils. C'est à cela, nous pouvons le dire, que nous devons de ne pas avoir eu un seul cas de contagion parmi le personnel de nos salles constamment en contact avec les malades.

Ceci était pour les soins personnels.

Restait la question de désinfection du matériel servant aux malades.

Dès qu'un malade entrait en salle, il était aussitôt déshabillé, nettoyé, puis revêtu d'une chemise de l'hôpital et couché dans un lit.

La plupart des entrants avaient des vêtements sordides, soit des haillons, soit des habits plus ou moins souillés par leurs déjections. Tout était porté hors de la salle dans une pièce spéciale, un triage était alors fait. Les vêtements qui en valaient la peine étaient nettoyés et passés dans l'eau, puis portés à l'étuve de désinfection.

Les autres étaient aussitôt brûlés.

Quant au linge appartenant à l'hôpital, avant d'être porté à la buanderie, il était d'abord plongé pendant 24 heures dans une cuve remplie d'une solution de sublimé et d'acide tartrique.

Les vases servant aux malades n'étaient pas moins désinfectés. A côté de chaque lit se trouvaient un crachoir en verre, une cuvette en porcelaine et un plat-bassin de même substance. Ces trois vases contenaient une solution de sulfate de cuivre dosée à 2 grammes pour 1000 gr., en quantité suffisante pour couvrir le fond d'un centimètre de liquide.

Voici pour l'extérieur du malade, il nous faut maintenant suivre la prophylaxie au point de vue du malade lui-même.

Dans la panique du début qui se produisit en ville à la suite de l'extension de l'épidemie, quelques erreurs se produisirent, soit de la part des médecins appelés, soit de la part des malades eux-mêmes, soit de leur entourage. Plusieurs sont entrés dans notre service soit pour une douleur dans les jambes, douleurs prises pour des crampes; soit pour des vomissements amenés par indigestion ou alcoolisme. C'est ainsi que nous avons reçu au Pavillon I, un malade, forgeron de son état, à qui ses camarades avaient fait avaler d'u seul coup un demi-litre de rhum brûlé dans lequel on avait délayé une assez grande quantité de poivre. Ceci était fait dans le but de lui faire passer une douleur abdominale survenue pendant le travail et prise pour un symptôme de choléra.

Il importait donc de faire un triage de ces malades arrivés avec des diagnostics douteux, dans de mauvaises conditions physiologiques. Il fallait absolument les séparer de la contagion et les enlever au milieu qui leur était excessivement défavorable.

C'est pourquoi notre maître, M. le Dr Carron, avait pris le parti de choisir soit une salle dans les pavillons qui le permettraient, soit un cabinet d'isolement dans les pavillons plus petits. Dans cette salle et dans ces cabinets on faisait passer les malades douteux et les convalescents.

Dès l'arrivée dans la salle, nous faisions nous-mêmes une étude des symptômes plus approfondie que celle faite à l'extérieur, et arrivant, grâce à la précision des accidents cholériques, à faire un diagnostic exact, nous faisions placer les malades dans les salles qui convenaient à leur état.

D'un autre côté, dès qu'un malade entrait en convalescence et pour cela il fallait la cessation complète des trois grands symptômes : crampes, diarrhée, vomissements; et qu'apparut la polyurie critique, nous le faisions passer dans la salle destinée aux convalescents. En agissant ainsi nous arrivions à le soustraire aux émanations putrides, au bruit, aux cris et surtout à l'influence morale mauvaise qu'exerçait sur lui la vue des mourants ou d'autres en pleine force de l'affection.

Quant aux voitures de ville qui amenaient des malades, elles étaient conduites dans un hangard hermétiquement clos. On y faisait brûler environ 500 grammes de souffre. La voiture restait environ huit ou dix heures dans ce hangard. Les coussins et les divers accessoires étaient nettoyés à l'eau, puis désinfectés avec l'appareil de Genest-Herscher chargé avec une solution de sublimé à 1 pour 2000.

Telles furent les précautions prises au point de vue prophylactique. Comme on le voit, ces précautions bien entendues et énergiques demandaient à être suivies exactement pour donner des résultats. Elles l'ont été et nous pouvons nous flatter d'avoir grâce à elles évité la contagion et aidé la guérison de nombreux malades.

Reste la question du traitement de la maladie en elle-même. Celle-ci est plus complexe.

TRAITEMENT

On peut dire qu'à l'heure actuelle, le traitement du choléra n'est qu'un traitement de symptômes. Toutes les recherches que nous avons faites dans les auteurs ne nous ont donné que des résultats négatifs comme traitement général de l'affection,

Il est du reste bien difficile, dans une maladie qui évolue dans certains cas avec une rapidité foudroyante, qui a enlevé certains malades en moins de douze heures, de faire un traitement rationnel et de s'attaquer au mal lui-même. Tout au plus a-t-on le temps dès l'entrée d'apaiser ou de chercher à mitiger les accidents les plus mauvais et surtout ceux qui menacent particulièrement la vie du malade.

Les accidents qui demandent des soins immédiats sont au nombre de trois. Ce sont les vomissements, la diarrhée, les crampes.

En général, le traitement a été classique. Si quelquefois l'on s'est écarté des méthodes tracées par les auteurs, ce fut par tâtonnements et à la suite d'essais qui ont paru donner quelques succès.

Le traitement dont nous nous occuperons ici en premier lieu se rapporte à l'accident dont se plaignaient le plus les malades : aux vomissements.

TRAITEMENT DES VOMISSEMENTS

Les vomissements se présentaient sous différents types. Chez les uns, ils étaient peu abondants; chez d'autres, ils se reproduisaient assez souvent, mais n'avaient rien de bien inquiétant; tandis que chez certains malades ils représentaient pour ainsi dire toute la maladie par leur ténacité et leur abondance. De là trois degrés dans le traitement.

La potion de Rivière et la glace furent bien souvent les deux principaux agents de la médication.

Donnée par cuillerées à bouche de quart d'heure en quart d'heure, la potion de Rivière réussissait le plus souvent, et à la fin de la première journée ou au commencement de la seconde, les malades n'avaient plus que quelques efforts de vomissements qui ne tardaient pas à disparaître.

Mais la potion de Rivière n'était elle-même pas toujours supportée, soit parce que le dégagement d'acide carbonique irritait les muqueuses pharyngienne, œsophagienne et stomacale, soit parce que l'acidité déplaisait au malade, alors on faisait intervenir la glace et le champagne.

Le champagne glacé a joué également un assez grand rôle. Par suite des sacrifices que le budget des hôpitaux s'est imposés, ce vin n'a jamais manqué pendant toute l'épidémie. Les malades le prenaient avec plaisir. Donné à raison d'environ un verre à boire ordinaire par heure, il stimulait heureusement le système nerveux et relevait l'état général.

Mais ces médicaments qui réussissaient dans les cas légers ne suffisaient plus dans les formes tenaces et torpides comme nous en avons vues. C'est alors que l'on essaya l'ipéca à doses fractionnées. On le prescrivit sous la dose suivante :

Ipéca	2 gr.
Sirop d'écorces d'oranges am.	30 gr.
Eau . . . . . . , . .	95 pour 210.

à prendre par cuillerées à bouche dans les vingt-quatre heures.

Observation I.

Le nommé R..., boulanger, âgé de 20 ans, entre au pavillon I, le 28 août, lit n° 8. — Malade depuis deux jours, atteint de diarrhée l'inquiétant peu et ne le gênant pas. Malade peu robuste.

Le 28 août au matin, étant au travail, il est pris subitement de crampes et de vomissements. A ce moment, les selles deviennent absolument liquides.

A son entrée, adynamie profonde. La face est pâle, les traits sont tirés ; le nez pincé. Les yeux sont profondément encavés et enfoncés dans l'orbite, la pupille dilatée. Les crampes sont continuelles, les vomissements continus. Il y a peu de diarrhée.

Traitement. — Contre les vomissements : potion de Rivière ; contre les crampes : frictions énergiques sur les jambes ; contre la diarrhée : potion à l'élixir parégorique.

Le 30 août, — La diarrhée s'arrêta, mais les vomissements sont toujours aussi fréquents ; le malade s'en plaint beaucoup et s'affaiblit considérablement. Il ne supporte plus ni la potion Rivière, ni le champagne frappé.

On donne alors l'ipéca à doses fractionnées sous la forme précitée.

On commence à donner la potion à 1 heure du soir.

A 3 heures. — On n'a noté qu'un seul vomissement.

8 heures. — Les vomissements redoublent d'intensité. Depuis 3 heures il y a eu six vomissements, mais moins douloureux.

9 heures. — Le malade est très agité, mais les vomissements ont cessé depuis une heure.

Il n'y a pas eu de selle dans la journée.

31 août. On n'a pas pas donné de potion pendant la nuit. Il n'y a pas eu de vomissement depuis 8 heures hier soir. Cependant ils recommencent vers 6 heures du matin.

On donne de nouveau l'ipéca en potion.

10 heures. — Les vomissements continuent.

12 heures. — Les vomissements cessent.

Le malade redevient très agité. Il veut se lever et s'habiller pour partir.

L'œil est terne.

Plus de diarrhée.

1er septembre. La diarrhée reparaît. Les vomissements ont cessé complètement. Il n'y a plus d'agitation.

L'intelligence est très nette.

11 heures. — Le pouls est à 82. La temp. 36°7.

2 septembre. La diarrhée n'a pas reparu, pas plus que les vomissements.

Le malade est alimenté légèrement. Il prend un peu de bouillon.

3 septembre. Grande amélioration, le malade mange et digère bien.

4 septembre. Il sort de l'hôpital sur sa demande.

Nous avons tenu à publier ici cette observation parce-qu'elle a été le type de tous les cas de vomissements traités par l'ipéca à doses fractionnées. D'un autre côté ce malade, un des premiers traité de cette façon, nous a servi pour apprécier la valeur de la médication. En effet il était intéressant de savoir si les vomissements s'étaient arrêtés sous l'action de l'ipéca. Le 30 août au soir après une journée de traitement il y a disparution du symptôme ; on cesse alors la potion pendant la nuit, et vers le matin le malade vomit de nouveau, ce qui motive une nouvelle journée de traitement. L'action de l'ipéca n'est donc pas douteuse ici.

Dans cette observation nous avons autre chose à noter. Nous voyons que le médicament n'a pas agi de suite, mais après un laps de temps assez long. Les vomissements ne se sont pas arrêtés après l'absorption de trois ou quatre cuillerées de la potion. Nous les voyons au contraire à ce moment augmenter comme nombre et comme volume. Ce n'est qu'après la continuation et lorsque le malade a pris plus de 150 grammes de sa potion, soit environ 1 gr. 50 d'ipéca en différentes fois et à intervalles éloignés qu'il y a d'abord arrêt, puis disparution des vomissements.

Nous remarquons aussi qu'au moment où le malade cesse de vomir il a des troubles intellectuels. Il y a d'abord une légère agitation, puis du délire persistant un certain temps. Ici le délire a disparu assez rapidement. Mais dans deux autres cas chez un malade couché au lit n° 4 de la salle I et chez une femme au n° 2 de la salle F., il y a eu délire furieux, puis mort.

Ces deux remarques que nous faisons dans cette observation n'ont pas été faites toutes les deux partout, et sur

16 malades qui ont été traités de cette façon nous n'en trouvons que trois qui aient présenté ces deux phénomènes ensemble.

Cependant, malgré l'action bienfaisante de cette solution, en dépit des succès qu'elle nous a donnés; deux fois nous avons dû essayer d'autre chose devant la persistance et la fréquence des vomissements. C'est alors que la belladone en teinture a agi efficacement. En 24 heures, les malades prenaient une potion ainsi formulée :

Teinture de belladone	XX gouttes
Sirop d'écorce d'orange amer. . .	30 grammes
Potion de Todd	N° 1

Cette potion a été donnée d'abord à une femme couchée au n° 1 du pavillon F., entrée le 22 août. Cette femme ne cessa de vomir que le 31 août, ne présentant comme symptômes cholériques que ces vomissements incœrcibles et quelques crampes légères. Tous les médicaments précédemment indiqués n'eurent aucune action, et les vomissements ne s'arrêtèrent qu'après 2 jours de la nouvelle médication. Mais alors apparut un délire furieux, puis de la gangrène de la sclérotique de l'œil gauche, puis du pied droit et la malade mourut presque subitement.

Le second cas est celui d'un homme couché au n° 42 de la salle I. Cet homme eut d'abord de la diarrhée et des crampes. Il entra le 28 août. Au second jour la diarrhée s'arrêta, mais alors apparurent les vomissements qui ne s'arrêtèrent qu'au cinquième jour avec la teinture de belladone. Le malade mourut le lendemain après avoir été pris également de délire.

Nous devons dire que ces deux malades, étaient des alcooliques avérés. La femme, fille publique, de son propre aveu buvait non seulement de l'alcool en grande quantité, mais encore de l'absinthe. L'homme, charretier de son état avait contracté des habitudes d'intempérance qu'il n'a jamais niées. Nous trouvons probablement là, la cause de la dureté, et de la persistance de leurs vomissements, puis de leur délire et de leur mort.

Que faut-il conclure de tous ces faits ? Nous pensons qu'en règle générale les vomissements survenant pendant le choléra cèdent le plus souvent à une médication très anodine, et très connue. Les choses les plus employées, telles que la glace et les boissons gazeuses, ont eu le plus de succès, et si l'on va plus loin, nous ne trouverons plus parmi les nombreux malades que nous avons vu traiter, que deux cas où l'accident ait longtemps résisté.

Avant de terminer ce chapitre, nous croyons bon d'ajouter un mot sur la façon dont la soif qui torturait les malades, fut combattue. Ici l'on a cherché à atteindre un double but. La plupart des tisanes semblaient peu supportées par les malades, soit à cause de leur fadeur, soit à cause de leur odeur. C'est pourquoi l'on donnait abondamment, en dehors du champagne frappé visant déjà les vomissements, la limonade sulfurique, des boissons acidulées par les acides tartrique ou chlorhydrique. L'acidité de ces boissons était destinée à détruire le bacille virgule dont on connaît l'antipathie à cet égard.

TRAITEMENT DE LA DIARRHÉE

La diarrhée, comme les vomissements, a présenté des types différents. Nous avons noté des selles presque incolores complétement liquides, des selles bilieuses et enfin des selles contenant des matières blanchâtres ou des corpuscules arrondis grisâtres caractéristiques des selles riziformes. Nous avons plusieurs fois fait la proportion des cas où se rencontraient ces selles riziformes au moment où les salles s'étaient renouvelées. Une première fois nous avons 18 cas sur 52, une seconde fois 22 cas sur 50, enfin une troisième fois 20 cas sur 54 malades, ce qui donne une moyenne de 38 0/0. Disons en passant que la plupart des cas de diarrhée riziforme bien caractérisés ont été mortels et que la moyenne des décès dans cette catégorie n'a pas été inférieure à 70 0/0.

Contre la diarrhée l'on a employé le traitement classique. Différentes potions ont été prescrites à base d'opium, de matières inertes ou désinfectantes : Ratanhia, cachou, bismuth.

La médication par voie buccale a seule donné des succès. Certains malades ont été traités par les lavements laudanisés contenant aussi des poudres inertes et désinfectantes, mais sans résultat : et l'on dut bien vite se rendre compte que le bénéfice à en tirer était illusoire.

TRAITEMENT DES CRAMPES.

La proportion des sujets atteints de crampes à été consi-
érable, plus de 80 0/0, mais tous ne l'ont pas été au même
egré. Les uns n'ont accusé que des douleurs erratiques pa-
aissant de temps à autre ; d'autres avaient des douleurs
lus fortes, localisées à certaines parties, surtout aux mem-
res inférieurs et particulièrement au membre inférieur
roit ; enfin d'autres ont accusé des douleurs atroces se fai-
ant sentir dans tous les muscles du corps, et nous en avons
u, notamment le cas de l'infirmier qui fait le sujet de l'ob-
ervation nº XIII, dont les muscles éprouvaient des soubre-
auts convulsifs et subissaient une sorte de tétanie fibrillaire
t partielle.

Contre ce symptôme si douloureux l'on essaya plusieurs
hoses qui ne donnèrent que des résultats incertains et tem-
oraires, jusqu'à ce que le hasard nous fournit un moyen
ertain de faire disparaître les attaques les plus douloureuses
t les plus fréquentes.

Dès qu'un malade accusait une crampe trop douloureuse
our être supportée, un infirmier armé d'un linge de fla-
elle imbibé soit d'essence de térébenthine frottait énergi-
uement la partie douloureuse. Si ce moyen ne réussissait
as, on avait recours au massage méthodique. Plus tard,

l'enveloppement ouaté fut essayé. Les membres des malades furent enveloppés d'une botte d'ouate fortement serrée. Ce moyen a donné, comme les autres, quelques résultats et beaucoup d'insuccès., Sonveut malgré cette compression, malgré la vigueur déployée par les infirmiers, le résultat fut négatif, ou bien si la douleur et la contracture disparaissaient d'un côté, elles reparaissaient d'un autre, aussi tenaces et aussi vives, témoin l'observation n° XIII déjà citée. Dans ce cas qui fut typique ici, tant par son étiologie que par la marche et la violence de l'affection, nous avons essayé de tout. Après le massage, les frictions, l'enveloppement ouaté, nous avons pratiqué dans les différents muscles atteints des injections de teinture d'opium jusqu'à concurrence de 20 gouttes. Ces injections multiples ne donnèrent aucun résultat. Une friction de la colonne lombaire avec un morceau de glace ne donna pas plus malgré la réfrigération opérée à ce niveau. Des sinapismes nombreux furent alors appliqués sur cette région presque aussitôt sans plus de résultat. La traction seule sur les jambes donnait une amélioration et amenait une diminution dans les crampes. Nous eûmes alors l'idée de remplacer cette traction manuelle difficile à soutenir par une traction plus douce, mais persistante et égale. Au moyen d'un appareil nous fîmes de l'extension continue, telle qu'elle se partique dans les services de chirurgie. Cet essai fut pleinement couronné de succès, nous obtînmes un résultat merveilleux. Au bout de dix minutes les crampes disparurent et ne reparurent plus tout le temps que l'extension fut pratiquée.

Ce moyen fut appliqué à tous les cas rebelles et fort douloureux. Quinze malades furent ainsi traités et tous furent complètement soulagés. Bien souvent l'appareil fut très simplifié ; faute de poulie, une corde munie d'un poids fut attachée au pied et toujours bien tendue. Le frottement ne fit rien perdre, et il a toujours suffi de veiller à ce que la jambe subit une traction susceptible de fatiguer les masses musculaires.

TRAITEMENT DE L'ÉTAT GÉNÉRAL

Dans son traité sur les auto-intoxications, M. le Professeur Bouchard, après de nombreuses expériences, conclut que dans le choléra, il existe deux intoxications.

La première, conséquente à l'infection, est la cause de tous les symptômes caractéristiques : cyanose, réfrigération, troubles respiratoires, hoquet, diarrhée, anurie et crampes,

La seconde, apparaissant plus ou moins vite, se traduit cliniquement par de la torpeur intellectuelle, la diminution du sentiment, la somnolence, le coma et souvent la mort.

Cette seconde intoxication, pour le même auteur, est une intoxication urémique. Si l'on considère en effet, d'un côté, la quantité de matières toxiques lancées dans la circulation à la suite de la désassimilation générale, et, d'un autre côté, l'inactivité du rein, l'on n'est pas étonné des accidents qui se produisent. L'anurie, suite de l'infection microbienne, permet l'accumulation de doses énormes de poison.

Il y a ici corrélation complète dans les faits. L'urémie de cette seconde période revêt, en effet, tous les caractères de l'urémie comateuse. Or, l'on sait que dans la première période de l'affection, la potasse est entraînée au dehors en grande quantité, par suite de la déshydratation considérable des tissus ; de sorte qu'il ne reste dans le sang, au moment de la destruction de la matière, que des quantités très minimes de potasse et de sels minéraux par rapport aux doses énormes de matières extractives et organiques. Comme la potasse en excès dans le sang peut seule produire l'attaque d'urémie convulsive, on ne doit pas être étonné que l'urémie de la seconde période soit l'urémie comateuse.

Le traitement général doit donc avoir un double but : d'un côté, atteindre et détruire le microorganisme, cause de tout le mal ; d'un autre côté, mettre l'individu dans un état de résistance assez fort pour lui permettre d'excréter ses matériaux toxiques. Donc, deux périodes dans le traitement, périodes que nous nous permettrons de dénommer : Période d'attaque, période de défense.

C'est conformément à cette règle qu'a été dirigé le traitement général des cholériques au Nouvel Hôpital du Hâvre, et si le succès n'a pas répondu aux efforts, la faute n'en est pas à ceux qui l'ont dirigé.

La première indication était donc de supprimer la cause générale de l'affection, de détruire le bacille agent principal de l'empoisonnement. La tâche paraît facile au premier abord, aujourd'hui où les moyens de pratiquer l'antisepsie intestinale sont nombreux, mais dans le cas présent, elle ne l'était pas. Il était, en effet, bien difficile, pour ne pas dire impossible, de faire pénétrer dans un tube intestinal aussi malade, des substances antiseptiques solides. Ces malades, qui avaient bien du mal à supporter des liquides, ne devaient pas supporter même des poudres fines, et c'est ce qui s'est passé la plupart du temps.

On essaya d'abord le naphtol B associé au salicylate de

bismuth, à raison de 1 gr. 50 du premier pour 0 gr. 75 du second, à prendre dans la journée. A peine dans le nombre avons-nous trouvé quelques malades qui ne l'aient pas vomi. Le médicament était rejeté si vivement qu'aucune parcelle ne devait rester dans le tube digestif. Parmi ceux qui ont pu garder le médicament, pas un n'en a bénéficié. Nous avons noté d'une façon certaine le passage du mélange chez quelques-uns, grâce à la coloration des selles ; mais aucune amélioration ne s'est montrée malgré un traitement suivi.

L'acide salicylique donné à petites doses n'a pas produit meilleur effet. Alors de ce côté, l'on a été réduit à des moyens bien anodins. Comptant sur l'antipathie du bacille virgule pour l'acidité, on fit boire aux malades une grande quantité de liquides mélangés d'acides ou lactique ou sulfurique, ou bien des limonades citrique, tartrique ou chlorydrique. Nous doutons que ces médicaments aient eu une action bien forte sur l'élément à combattre, particulièrement dans les cas bien prononcés. Aussi ces différentes boissons ont-elles plutôt servi à étancher la soif ardente des malades, et par là à rendre à l'organisme une petite partie de son liquide perdu.

Cette première partie du traitement reste donc sans résultat. Les moyens employés n'ont eu dans le cas présent aucune valeur, ils n'ont eu aucune action sur l'élément pathogène.

Restait donc la seconde partie, celle que nous avons déterminée sous le nom de *Période de défense*. La difficulté n'était pas moindre que précédemment. En effet, devant des malades intoxiqués au suprême degré, n'ayant aucun moyen d'éliminer leur poison, on se trouvait placé entre leux alternatives assez fâcheuses dans les circonstances pré-entes. Il s'agissait ou de rétablir les voies d'élimination et insi de permettre la sortie naturelle des principes toxiques, u bien de placer les malades dans un état de résistance tel u'ils pussent attendre le rétablissement normal et le bon onctionnement de ces voies d'excrétion.

Comme on le sait, l'homme évacue ses poisons par la eau, les poumons, les intestins, le rein ; à l'état ordinaire, es quatre voies suffisent amplement à débarrasser l'orga-isme. Mais nous allons voir que dans la situation où se rouvaient les cholériques, ces quatre voies étaient tout à ait insuffisantes.

En premier lieu, nous pouvons écarter le poumon. En ehors de l'acide carbonique exhalé, les principes toxiques u sang se trouvent dans l'expiration en quantité très mi-imes, encore doivent-ils être volatiles.

La peau ne joue également ici qu'un rôle tout à fait secon-aire. La physiologie nous apprend en effet que la quantité e principes solides (dont le nombre est très limité) se trou-ant dans une excrétion sudorale de 24 heures, égale à peine e quart de ceux éliminés par le rein. De plus, l'expérience rouve que l'organisme se débilite rapidement à la suite 'une secrétion sudorale exagérée, et que cette sorte de raitement n'a donné que des résultats tout à fait incertains.

L'intestin devrait être ici d'un grand secours, mais c'est ouloir guérir un mal en se servant d'un mal plus grand ncore. La diarrhée profuse, caractéristique, de l'affection utre la faiblesse extrême dans laquelle elle mettait le ma-de, soustrayait encore à l'économie et au système circu-atoire une énorme quantité de liquide. Il était donc plutôt préjudiciable de provoquer ou de garder cette diarrhée.

Restait le rein. Or l'on connaît cette anurie que rien ne peut vaincre, et qui ne fait jamais défaut dans le choléra. Vouloir la forcer par des boissons abondantes était inutile, attendu que les malades les vomissaient. Les lavements froids n'ont pu la vaincre non plus. Quant aux saignées, il est je crois inutile d'en parler. Celles que nous avons faites ont été de simples acquits de conscience, car par la piqûre faite à la veine nous avons obtenu à peine quelques gouttes d'un sang noir, épais, coagulé aussitôt sa sortie.

Devant cette impossibilité générale et cette inutilité des efforts, une seule chose restait à tenter, relever l'état général, le stimuler énergiquement et le mettre dans une situation telle que le malade put atteindre la fin des accidents et la polyurie critique capable seule de le débarrasser.

Dans ce but, l'on fit l'essai de deux médications dont l'une admise dans la pratique journalière, avait déjà fait ses preuves dans l'affection présente et dont l'autre était encore à l'étude ; ce sont les injections sous-cutanées d'éther, et les injections sous-cutanées de liquide testiculaire d'après la méthode du professeur Brown-Séquard.

INJECTIONS SOUS-CUTANÉES D'ETHER.

Avant de produire nos observations personnelles, nous croyons bon de revenir un peu en arrière et de jeter un coup d'œil sur ce qui fut fait avant nous.

Longtemps on avait regardé l'éther comme un simple véhicule. On faisait bien des injections sous-cutanées, mais uniquement dans un but chirurgical pour introduire dans les tissus profonds des substances solides d'abord dissoutes dans cet agent.

Cependant en 1870, Eulenburg traite un vieillard dans le collapsus, par des injections d'un mélange d'éther et de camphre. Il relate un succès sans vouloir l'attribuer à l'une plutôt qu'à l'autre des deux substances.

L'année suivante, un allemand également traite par le même procédé un malade atteint de fièvre typhoïde ataxo-adynamique, après un essai heureux en 1866 sur des cholériques. A la suite de l'injection il voit disparaître la cyanose et le collapsus.

En France ce n'est qu'en 1873, que Luton après des essais isolés publie quelques notes sur les injections d'éther. Il fait bien remarquer qu'à la suite de l'injection il y a une excitation générale de l'organisme, mais il la fait dériver d'une cause purement accidentelle. Elle ne proviendrait d'après lui que d'une irritation locale comme en produisent certains corps auxquels il donne le nom d'excitantia. Cette irritation locale se propageant peu à peu et produisant de la douleur, de la rougeur et quelque fois de la suppuration, finirait par envahir toute l'économie.

Quelque faits isolés se publient encore, entre autres l'observation de Macon dans la Gazette obstétricale de 1876 à propos d'une femme épuisée par une métrorrhagie.

Enfin en 1877, Mlle Ocounkoff fait paraître sa thèse inaugurale sur le rôle physiologique de l'éther sulfurique et sur son emploi en injections sous-cutanées et comme médicament excito-stimulant.

La thèse se divise en deux parties. Dans la première elle fait l'histoire clinique des injections sous-cutanées d'éther; dans la seconde elle en fait la physiologie en s'appuyant sur la clinique. Elle en conclut que toutes les fois où l'on trouvera l'adynamie, les défaillances, les menaces de syncope, le coma et l'algidité, on tirera un grand bénéfice de ces injections. Cette thèse ouvre l'ère des injections sous-cutanées d'éther qui depuis se sont vulgarisées. Cependant peu de faits sont publiés à ce sujet. On ne retrouve guère que quelques observations de temps à autre. Letulle, dans la France Médicale de 1879, relate l'observation d'une femme considérablement affaiblie par une hémorrhagie, ranimée et rétablie grâce à de fortes injections sous-cutanées d'éther sulfurique.

Mais à l'occasion du traitement de l'algidité et du collapsus du choléra par ce procédé, rien n'avait été publié jusqu'ici, lorsque Dupuy, médecin à Saint-Denis, fait paraître un mémoire à ce sujet dans le Progrès Médical de 1882. Ce mémoire repose sur deux cas cholériques nettement avérés, il aurait eu deux succès. Nous nous permettons de reproduire ici une observation.

Observation III.

Le nommé H... Jean Louis, 46 ans, entre le 16 octobre 1880, sallle Saint-Alexandre à l'hôpital de Saint-Denis. C'est un homme vigoureux. Depuis deux jours diarrhée prémonitoire. Il entre à l'hôpital avec des vomissements continus, une diarrhée très forte présentant les grains riziformes caractéristiques de la diarrhée cholérique. La temp. 36° 6. Le pouls est imperceptible, il n'y a pas de connaissance.

10 h. du matin. — Injection sous-cutanée de 2 seringues d'éther sulfuriques entières.

11 h. — Nouvelle injection de 2 seringues.

12 h. 1/2. — Injection d'une seringue.

Dans la suite toutes les heures on injecte une seringue jusqu'à 5 h. 45 moment où l'on cesse.

A partir de ce moment le malade retient ses matières.

La cyanose disparaît. Le visage est animé, il a une légère coloration rosée. Pas de prostration, le malade répond clairement aux questions.

Le pouls devient perceptible et donne 84.

Les battements du cœur sont réguliers, la soif est vive, mais le malade ne vomissant plus peut ingérer une assez grande quantité de liquide. On commence une légère alimentation.

17 octobre. — La chaleur reparait, le malade va mieux. Le pouls donne 76. La temp. est à 34° 4. Il sort le 24 octobre en voie de bonne guérison.

Il y a donc ici plein succès. Il est regrettable de n'avoir pas eu la température du 1er soir à la suite des injections. Quoiqu'il en soit le mieux s'est maintenu, la température du lendemain matin est encore très élevée. L'éther a donc joué ici le principal rôle dans le traitement puisque diarrhée et vomissements ont été à peu près arrêtés à la suite des injections.

Ces succès nous avaient engagé à essayer ce procédé; aussi nous reproduisons ci-après quelques observations de malades que nous avons particulièrement suivis.

Observation IV.

La nommée Coniou, ménagère, âgée de 30 ans, entre au nouvel hôpital, pavillon D, lit n° 4, le 28 août au matin. Elle est prise depuis la veille au soir. Vers minuit elle fut atteinte subitement et au même moment de vomissements, crampes, diarrhées. A son entrée à l'hôpital, l'état est très grave. La malade est dans un état d'adynamie complet. Les traits sont tirés, facies cadavérique, yeux encavés, figure comme noirâtre. Algidité de toutes les extrémités. Des crampes atroces des pieds et des mains se répartissent dans les deux jambes à la fois.

La voix est éteinte, pas compréhensible.

L'intelligence peu vive. La malade est étendue sur son lit sans pouvoir faire un mouvement. Elle laisse aller sous elle. A peine peut-elle tourner la tête pour vomir. Temp. 36° 4.

Le pouls est imperceptible. A l'auscultation du cœur on compte environ 66 battements.

Tube digestif. — La langue a sa couleur habituelle.

Peu de vomissements, à peine deux ou trois depuis l'entrée jusqu'à 10 heures.

Selles fréquentes, couleur verdâtre, ressemblant tout à fait à une dissolution de savon de Marseille dans l'eau.

Le pharmacien chef y reconnaît la présence d'un grand nombre de micro-organismes dont plusieurs en virgule.

Traitement. — Potion de Rivière contre les vomissements.

Potion à base d'opium contre diarrhée.

Champagne, glace. Frictions contre les crampes.

10 h. 1/2. — Injection de 2 seringues d'éther.

2 heures. — La situation paraît s'améliorer. La chaleur remonte, le pouls devient perceptible, environ 80.

4 heures. — La température est de 38° 4. La cyanose est très prononcée. La respiration est difficile. Dyspnée assez forte. Le pouls redevient imperceptible partout. Les batte-

ments cardiaques quoique très faibles peuvent être comptés. Le cœur bat 65 fois à la minute.

5 h. 1/2. — La situation restant la même, on pratique trois injections d'éther.

6 heures. — Le pouls est encore imperceptible.

7 heures. — La respiration est meilleure, la cyanose disparaît, les lèvres sont rosées, la température remonte à 38° 7.

9 heures. — La température descend presque subitement à 36° 7. La cyanose reparaît, ainsi que la dyspnée. Le pouls disparaît complètement. L'aligidité devient générale. Le thorax et le ventre seuls restent chauds. La malade perd peu à peu complètement connaissance, tombe dans le collapsus malgré trois nouvelles injections d'éther et meurt vers 10 heures.

Observation V.

Le nommé Leroux Ernest, 26 ans, homme de peine, entre à l'hôpital, Pavillon I, lit n° 4.

Homme fatigué et surmené, présente un état d'amaigrissement très prononcé. Adynamie complète. Amené dans son lit, on le couche sans qu'il fasse un mouvement de refus ou de volonté quelconque. Tel on le met, tel il reste. La figure est décolorée, blanche, tirant sur cette teinte verdâtre et bleuâtre que l'on trouve chez la plupart des gens atteints.

A l'interrogatoire, le malade qui tient les yeux presque clos, les ouvre, regarde avec hébétude et répond d'une façon peu intelligible. La voix est presque complètement disparue.

Les yeux sont excavés, enfoncés dans l'orbite. Le regard est éteint.

Les extrémités sont fortement cyanosées et froides. L'algidité se remarque même sur la face qui est couverte de sueurs profuses.

Le pouls n'est pas perceptible.

Le cœur a des battements excessivement faibles et donne entre 60 et 65 évolutions à la minute.

La température est de 35° 6.

D'après les renseignements que nous avons pu tirer du malade, il aurait été pris subitement à 5 heures du matin. Atteint de coliques très vives il serait sorti et en même temps pris de vomissements et de crampes généralisées et très douloureuses, il aurait perdu connaissance et serait tombé inerte jusqu'au moment où on l'aurait ramassé pour le conduire à l'hôpital.

Les vomissements sont continus et le malade n'ayant même pas la force de se tourner, laisse aller ses vomissements sur son drap et ses couvertures.

La langue est saburrale.

La diarrhée fréquente, est couleur vert-de-gris, ou plutôt ressemble à une dissolution de savon de Marseille.

Dans l'examen microscopique opéré, on y trouve de nombreux microcoques dont quelques-uns en virgule.

Traitement. — Contre les vomissements, potion de Rivière.

Champagne, glace.

Contre la diarrhée. Potion à base d'élixir parégorique et d'acide lactique.

Limonade citrique.

Enveloppement dans des couvertures de laine.

Frictions énergiques.

5 heures. — Le malade étant toujours dans le même état et se refroidissant, on pratique trois injections d'éther successives, de 1 centimètre cube chacune.

7 heures. — Aucune réaction ne se produit, la température tombe à 34° 8.

Le malade n'a plus du tout de connaissance, plus de réflexe.

Les vomissements continuent, ainsi que la diarrhée.

On pratique trois nouvelles injections sous-cutanées d'éther sulfurique.

8 h. 1/2. — On ne note aucun changement dans l'état général.

Le malade se refroidit peu à peu.

L'adynamie est complète, pas de réflexe, pas de connaissance.

Le pouls n'est pas perceptible. On ne sent aucun battement artériel.

Le cœur bat faiblement.

La mort survient à 9 heures.

Observation VI.

La nommée L... Céline, âgée de 28 ans, ménagère. Entre à l'hôpital. Salle D, n° 3, le 30 août 1892.

Femme bien constituée. Elle a été prise cette nuit subitement de diarrhée, de crampes et de vomissements.

Elle est amenée presque aussitôt à l'hôpital. A son entrée on constate une adynamie profonde.

L'inertie est complète. La malade reste étendue dans le décubitus dorsal sans faire un mouvement.

Les extrémités sont très refroidies. L'algidité gagne également tout le membre Super et la face.

Les yeux sont profondément excavés, le regard est éteint, la pupille plutôt contractée, les narines pincées; enfin tous les traits du visage tirés et fatigués.

Température 35° 5. Le pouls n'est pas perceptible.

La langue est légèrement blanche, les vomissements sont fréquents, la soif intense.

Actuellement il n'y a pas de diarrhée.

Les crampes très douloureuses atteignent surtout la jambe droite.

Traitement : Potion de Rivière, champagne, glace.

Friction sur tous les membres.

Boissons froides. Limonade tartrique.

31 août. La situation, au matin, est à peu près la même.

Température 35° 2.

Vomissements continus, douloureux. Tout ce que la malade avale, même le liquide, est rendu aussitôt.

Le pouls n'est pas perceptible.

Les crampes ont à peu près disparu.

10 heures. — On pratique successivement trois injections sous-cutanées d'éther sulfurique dans le tissu cellulaire sous-cutané.

Midi. — Le pouls est légèrement perceptible, mais ne peut être compté à cause des intermittences.

La température remonte à 36° 1.

On pratique deux nouvelles injections.

2 heures. — On peut compter les battements de la radiale, on note environ 63 à la minute, mais la température reste à 36.

6 heures. — Le pouls redevient dépressible, les battements sont très faibles, il y a de nouveau de l'artythurie. Les vomissements ne discontinuent pas. On donne alors l'ipéca à doses fractionnées en potion.

1er septembre. Les vomissements continuent aussi fréquents qu'auparavant. Toute la nuit la malade a vomi.

On note quelques crampes qui disparaissent par les frictions.

Pas de diarrhée.

La température redescend à 35°. On ne sent les battements d'aucune artère.

On pratique alors quatre injections d'éther.

Midi. — On n'a noté qu'un seul vomissement, les crampes reparaissent.

Le pouls redevient perceptible et donne environ 58 à la minute.

Température 36°.

4 heures. — Une injection d'éther est pratiquée. La situation est toujours à peu près la même.

8 heures. — Le pouls se maintient à 60, mais faiblit par instant.

2 septembre. Les vomissements sont toujours aussi fréquents.

Les crampes reparaissent et sont très douloureuses, on pratique dans les muscles de la jambe des injections de teinture d'opium. On injecte douze gouttes.

Température 35° 3. Pouls non perceptible.

10 heures. — On pratique une injection d'éther.

2 heures. — Les battements artériels sont à peine sensibles et ne peuvent être comptés.

Température 35° 8.

Injection de deux seringues d'éther.

On pratique l'extension continue contre les crampes.

6 heures. — Pouls 65. Température 36°.

Le pouls est très dépressible.

Injection de deux seringues d'éther.

3 septembre. 8 heures du matin. — La nuit a été mauvaise, les vomissements n'ont pas discontinué. Les crampes ont disparu.

Contre les vomissements on donne une potion contenant de la teinture de belladone, ainsi composée :

Teinture de belladone.	XII gouttes.
Sir. écor. or. amère. .	30 gr.
Julep gommeux. . . .	90 gr.

que l'on fait prendre par cuillerées à café de quart d'heure en quart d'heure.

La température est à 35°.

Le pouls n'est pas perceptible.

Les crampes ne se sont pas reproduites.

11 heures. — Injection sous-cutanée de 2 cent. cubes d'éther,

4 heures. — La malade vomit moins.

Le pouls perceptible donne 65 à la minute.

La température est à 36° 2.

La malade se trouve mieux. L'intelligence semble revenue. Elle répond aux questions d'une façon satisfaisante.

4 septembre, 8 heures. — La nuit a été assez bonne. Les vomissements ont presque complètement disparu. Température : 35° 9. Le pouls est sensible et donne 72.

Midi. — Le pouls faiblit. On pratique une injection de 1 cent. cube d'éther.

5 heures. — Les vomissements ont totalement disparu depuis huit heures du matin.

Il y a eu une seule selle liquide.

La malade tombe dans un état de torpeur d'où on ne peut la faire sortir.

Elle ne veut rien prendre, rien répondre. Du reste, l'intelligence semble en ce moment très déprimée.

Pouls filiforme donne 93 à la minute.

Température : 34° 5.

5 septembre, 8 heures. — Le pouls n'est perceptible nulle part.

Température : 34° 5.

Algidité générale. Plus de connaissance du tout ; plus de reflexe.

Injection de 2 cent. cubes d'éther.

10 heures 1/2. — Aucune réaction. L'état général n'a subi aucun changement.

La mort survient à 11 heures.

Observation VII

La nommée A... (Héloïse), 26 ans, journalière, entre salle D, lit n° 2.

Femme bien constituée, accouchée depuis 2 mois.

Nourrissant son enfant. Prise de diarrhée il y a 4 jours. Cette nuit atteinte de vomissements, de crampes et de diarrhée profuse.

A son entrée, elle est dans un état d'adynamie très prononcé. Les traits sont tirés, la figure présente une coloration blanc-verdâtre. Les lèvres et le lobule du nez sont cyanosés, ainsi que les lèvres, les oreilles, les pieds et les mains.

Les yeux, profondément excavés, présentent l'aspect et la teinte des yeux des moribonds.

Les extrémités sont froides, cette algidité contraste avec la chaleur du thorax et du ventre, qui est normale.

Les crampes sont violentes dans les jambes et surtout prononcées dans la jambe droite.

La voix est éteinte, difficilement compréhensible.

L'intelligence est complètement obnubilée. Lorsqu'on lui parle, la malade ouvre lentement les yeux, regarde fixement et répond d'une façon peu compréhensible.

Température : 35° 2. Pouls faible, à peine perceptible, il donne 75 à la minute,

Les battements du cœur sont mal frappés.

La langue est légèrement saburrale.

Pas de diarrhée.

Quelques vomissements verdâtres.

Traitement : Potion de Rivière, champagne, glace, frictions sur les membres.

10 heures. — Injection de 2 centim. cube d'éther dans le tissu cellulaire sous-cutané de la cuisse.

La malade n'accuse aucune douleur.

1 heure. — La voix reparaît, l'état général semble s'améliorer.

Le pouls se relève comme force, on compte 78 pulsations à la minute.

Les crampes qui s'étaient apaisées reparaissent plus intenses. On pratique l'enveloppement ouaté.

5 heures. — On pratique une nouvelle injection de 2 cent. cubes.

Les crampes sont moins fortes et très supportables.

La malade ne se plaint que du degré de constriction du bandage.

Une selle liquide riziforme.

Anurie complète.

Le pouls est à 80 ; température : 36°1.

8 heures. — Amélioration notable. Température : 36°1.

La respiration est meilleure.

Le pouls donne 90 battements.

9 heures. — Injection de 1 centim. cube.

23 août. La nuit a été bonne. A peine un ou deux vomissements.

Une seule selle de même nature que la précédente.

La malade a été très calme.

11 heures. — La malade reprend toute sa connaissance et répond aux questions d'une façon très nette.

Température : 37° 2. Pouls : 95 battements à la minute.

6 heures du soir. — La journée a été bonne. La malade n'a pas vomi une seule fois.

Deux ou trois selles liquides.

On donne la potion contre la diarrhée.

30 août. Amélioration très notable.

La malade se plaint de la faim, cependant on la laisse à la diète lactée.

Le pouls est à 90.

Température : 36° 8.

Cependant les mains et les pieds restent froids.

La malade se plaint du gonflement des seins qui sont durs, il ne s'écoule cependant pas de lait à la pression.

On applique un bandage compressif sur la poitrine.

31 août. Un vomissement à 9 heures du matin.

On donne de suite la potion de Rivière.

12 heures. — Pas de vomissement.

Légère diarrhée ayant perdu son caractère.

La malade urine en même temps.

On commence à l'alimenter un peu.

1er septembre. L'état général est bon.

Tempér. 37.

Pouls 102.

On continue l'alimentation.

La malade urine environ 1 litre. On trouve de l'albumine.

Pas de selle, pas de vomissement.

2 septembre. Le mieux se continue.

Elle a uriné 3 litres dans les 24 heures, Il y a toujours de l'albumine.

L'appétit est bon, les digestions faciles.

3 septembre. La malade sort sur sa demande. Il existe un état de faiblesse très prononcé, mais on n'a noté aucun accident depuis deux jours.

Nous avons tenu à présenter ces observations dans cet ordre pour montrer les différents cas dans lesquels on a pratiqué les injections sous-cutanées d'éther.

Dans les observations IVe, V[e], nous trouvons deux cas de choléra foudroyant. Les malades sont morts dans les vingt-quatre heures malgré le traitement, pris dans la nuit ils n'ont pas résisté plus de vingt heures à l'affection.

Dans l'observation VIe nous trouvons un cas où l'affection a débuté comme dans les deux autres, soudainement. A l'entrée à l'hôpital la malade est exactement dans la même situation que les deux précédents, cependant elle a vécu avec les accidents pendant six jours. Un moment même on avait cru à la guérison, l'état général s'était relevé, le cœur et le pouls étaient relativement bons, la chaleur revenait à la peau. Mais l'anurie est restée complète et malgré cette prolongation, cette survie que la malade a trouvée, grâce aux injections sous-cutanées d'éther, le cours des excrétions ne s'est pas rétabli ; elle a fini par succomber à son intoxication.

Dans l'observation VIIe au contraire, malgré l'affaiblissement occasionné chez la malade par l'allaitement, nous trouvons un plein succès. Au second jour du traitement les principaux accidents disparaissent, ils ne reparaissent que de temps en temps et rettent sans importance. Au 4e jour l'anurie cesse à son tour et dès que la malade urine, l'état général se modifie complètement, et la malade revient à la santé.

De ces quatre observations précitées et nous basant sur les nombreuses injections que nous avons pratiquées durant l'épidémie, nous tirons plusieurs conclusions.

Nous constatons d'abord la parfaite innocuité des injections d'éther pratiquées profondément dans le tissu cellulaire sous-cutané chez les cholériques. Nous n'avons eu aucun accident à ce sujet. Après un temps très variable toute trace de piqûre avait disparu. Faite profondément l'injection ne nous a pas donné ce gonflement consécutif à l'introduction du liquide, par suite du dégagement de vapeurs, et qui se produit lorsque l'injection est faite directement sous la peau.

L'absorption de l'éther s'est faite rapidement. Duchaussoy, dans sa thèse inaugurale, avait émis cette opinion que dans la période algide du choléra les médicaments introduits sous la peau n'étaient pas absorbés. Nous n'avons rien vu de semblable pour l'éther et en dehors de la disparition rapide de la grosseur produite par l'injection, le rapide changement opéré dans l'état général et la circulation, est un sûr garant de l'absorption du médicament.

Mademoiselle Ocounkoff, dans sa thèse, prétend que, après un laps de temps variant de 10 à 30 minutes après l'injection, l'éther était éliminé par le poumon. Nous n'avons fait aucune remarque à ce sujet. Nous avons bien constaté l'élimination sans jamais avoir pu déterminer le moment exact où elle se produisait.

Dans les observations qui nous sont personnelles, dans celle que nous avons empruntée au travail de Dupuy, nous notons une excitation générale de tout l'organisme. De quelle façon se fait cette excitation? Beaucoup d'auteurs ont traité la question. Ils admettent, comme Claude Bernard, Longet et Parchappe, que l'éther agit sur le système nerveux, mais ils ne sont pas d'accord sur la façon dont se fait cette action. Nous penchons à croire avec Mademoiselle Ocounkoff que l'éther agit par contact direct du sang éthéré avec les éléments nerveux. Ce contact direct peut en effet se faire. Gubler a démontré par des expériences convaincantes que le sang des sujets éthérisés exhale une odeur d'éther très prononcée dans tous les tissus. Il n'y a aucune raison pour que ce fait qui a été constaté dans tous les tissus n'existe pas pour le système nerveux.

A côté de cette action sur le système nerveux, nous pouvons placer l'action sur le cœur et le système circulatoire. L'on sait, et l'expérience l'a prouvé depuis longtemps, que l'éther jeté dans le torrent circulatoire agit favorablement sur le cœur. Les communications diverses qui ont été faites, les observations que l'on a recueillies et dont nous avons parlé au commencement de ce chapitre, tendent à démontrer que toutes les fois que le cœur faiblit pour une cause ou pour une autre, toutes les fois que l'adynamie et le peu de force de la pulsation faisaient craindre la syncope, l'éther donné à propos, a relevé la force du cœur, a augmenté la vigueur et le nombre des pulsations.

Ce qui se passe d'habitude chez les débilités et les cachectiques, se passe également dans le choléra. Il suffit de lire les quelques observations que nous publions pour s'en convaincre, Dans toutes, sauf pour la cinquième, il y a des résultats favorables presque immédiats.

Après un temps variable, le cœur qui présentait le plus souvent une grande faiblesse, dont les battements très sourds étaient à peine perceptibles, change du tout au tout. On sent la pointe battre sous la main. A l'auscultation, les bruits sont nettement frappés. Le pouls a gagné aussi. Souvent les battements artériels n'étaient perceptibles nulle part. Les plus grosses artères, carotides et fémorales restaient absolument inertes. Elles se ressentent de l'injection comme le cœur. La radiale redevient aisément perceptible et permet de compter les pulsations ; témoins les cas relatés aux observations III, IV, VI. D'autres fois, observation VII, le pouls était perceptible, mais très faiblement, aussitôt après il devient plein et est senti comme à l'état normal. En dehors de l'amplitude du pouls, il faut noter aussi l'augmentation du nombre de pulsations. Dans l'observation IV, en deux heures de temps, on saute de 66 à 80 ; dans l'observation VII, de 75 à 78 puis à 80 et 95 à la minute.

Cependant il faut remarquer deux choses. D'abord c'est que l'éther n'a qu'une action passagère, d'autant plus passagère qu'elle est plus subite. Après une période d'amélioration très variable en durée, si l'on ne maintient pas le malade exactement dans la dose excito-motrice, on ne tarde pas à retrouver la faiblesse et les défaillances du début. Nous croyons devoir attribuer ceci à la rapidité avec laquelle l'éther versé dans le torrent circulatoire s'élimine, en grande partie par le poumon en raison de son degré extrême de volatilité.

D'un autre côté, l'éther n'agit pas sur tous les cas. L'observation V que nous avons publiée à dessein, et ce n'a pas été le seul cas, le prouve certainement. Nous avions il est vrai un de ces cas à marche rapide devant lesquels la thérapeutique est impuissante. Il y a eu, malgré les doses successives, aucun changement, aucune amélioration, pas plus dans l'état général que dans un seul organe.

A côté des changements apportés dans la circulation, nous pouvons noter un changement de température. Dans l'observation III de Dupuy, la température au bout de 24 heures, monte à 38° 4; dans notre observation IV, elle monte jusqu'à 38° 7, dans les autres nous n'avons pas obtenu une telle progression. Cependant il y a presque constamment une augmentation soit de 1°, soit de quelques dixièmes de degré. Fréquemment l'on note non seulement une augmentation de chaleur centrale, mais encore une augmentation de chaleur périphérique très appréciable à la main.

L'appareil pulmonaire a également bénéficié. Dans nombre de cas, la dyspnée disparaît, la respiration se régularise. Le temps nous a malheureusement manqué pour faire l'étude particulière de cet appareil et des changements apportés dans ses mouvements. Cependant nous avons pu remarquer la disparition fréquente de la dyspnée, une facilité plus grande dans les mouvements respiratoires, et à la suite la disparition également de la cyanose et de la teinte bleuâtre du visage et des extrémités. Ceci tendrait à prouver une combustion plus parfaite et des échanges gazeux beaucoup plus complets à la surface pulmonaire.

Quant aux excrétions, nous n'avons rien noté de particulier. Quoique plusieurs auteurs aient voulu faire jouer à l'éther un grand rôle dans la sécrétion urinaire chez les cholériques, nous ne croyons pas que cet agent ait une action quelconque à ce point de vue. Comme nous le disions en commençant il a été donné dans le but de relever l'organisme, de le stimuler, de le mettre dans un état de résistance assez prononcé pour que le cours des excrétions se rétablissant, le malade put être à même d'éliminer ses toxines.

Nous ne croyons pas non plus que l'éther en injections sous-cutanées ait une action sur le baccile virgule et les poisons cholériques. S'il en était ainsi, il est probable que versé abondamment dans le torrent circulatoire, et par là même parcourant tous les tissus, il eut donné des résultats meilleurs. Son action en particulier eut été plus durable, et l'on n'aurait pas noté seulement des excitations passagères et des réactions fugitives disparaisssant aussi rapidement.

Au point de vue psychique, on ne peut dénier l'action bienfaisante de l'éther. Après les injections les malades ont la sensation de ce qui les entoure, ils sortent de leur insensibilité, ils comprennent ce qu'on leur dit, ils semblent pour ainsi dire se réveiller.

Telles sont les diverses actions de l'éther sur les cholériques, actions qui ont un grand intérêt à être connues. Nous pensons, avec juste raison, et nous ne sommes pas les seuls, que tout le temps où le véritable spécifique du choléra ne sera pas connu, l'éther en injections sous-cutanées constituera le fond du traitement du collapsus, de l'algidité et de l'état de dépression énorme où se trouvent les cholériques.

INJECTION DE LIQUIDE TESTICULAIRE

Le liquide testiculaire introduit dans l'économie en injections sous-cutanées suivant la méthode de M. le professeur Brown-Séquard n'avait été jusqu'ici appliqué qu'au traitement des débilités et des cachectiques. Les injections faites d'abord chez les staxiques furent plus tard généralisées. En Russie, Ouspenski de St-Pétersbourg, n'hésite pas à en injecter aux tuberculeux. Des essais furent également faits chez les cancéreux. Nous ne parlerons pas des résultats obtenus dans ces essais, nous ne ferons que répéter ici les paroles de M. le professeur Brown-Séquard à la tribune de l'Académie des sciences : « J'ai montré que ce liquide possède à un haut degré la puissance de donner de la force aux centres nerveux, et en particulier à la moelle épinière. J'ai montré aussi que grâce à cette augmentation d'énergie des centres nerveux, la nutrition et les sécrétions s'améliorent et que la faiblesse résultant de toutes les maladies, diminue et disparaît sous l'influence de ce liquide. »

Jusqu'à l'année dernière aucun essai n'avait été fait à propos du choléra. C'est à Ouspenski que revient l'honneur du premier essai. Envoyé par son gouvernement pour étudier le choléra à Tiflis, et frappé du peu d'insuccès des excitants dans la période algide, il eut l'idée de pratiquer des injections sous-cutanées à ses malades. Le succès parut couronner son essai et dans la séance de la Société de Biologie, le 5 novembre 1892, M. le professeur Brown-Séquard déclarait que sur 10 cas graves de choléra traités par cette méthode, on relevait 2 morts et 8 guérisons.

Le succès était pour ainsi dire merveilleux. Aussi d'après les conseils de Monsieur le professeur Brown-Séquard et espérant trouver dans le liquide testiculaire un médicament supérieur aux autres, Monsieur le docteur Gibert du Hâvre résolut de tenter aussitôt l'essai. Nous avons vu administrer le médicament, nous avons été nous même chargés de pratiquer des injections et nous avons recueilli quelques observations que nous joignons à notre travail.

Le liquide dont nous nous sommes servis, était préparé par un procédé secret par M. Béchamp pharmacien du Hâvre. Nous ne pouvons donc rien dire sur sa composition. Nous savons cependant qu'il était quadruple du liquide employé ordinairement, c'est-à-dire qu'il fallait trois parties d'eau et une partie de ce liquide pour représenter le titre de la liqueur d'après la formule Brown-Séquard.

Les injections furent faites avec une seringue contenant 4 centimètres cubes. Selon les cas on injectait 1 centimètre cube de liqueur additionnée de 1 centimètre cube d'eau distillée tiéde; ou 2 centimètres cubes de liqueur dans 2 centimètres cubes d'eau distillée. Le volume de liquide injecté représentait donc en volume le double de liqueur. On agissait ainsi parce que dès le début de ses expériences, Monsieur le professeur Brown-Séquard avait démontré que le liquide concentré injecté dans les tissus ne provoque aucune douleur si on l'additionne de son poids d'eau.

Les injections ont été pratiquées profondément dans le tissu cellulaire sous-cutané. Selon les cas on injectait ainsi soit une seringue pleine, soit une demi-seringue, et nous allons voir que ces injections non seulement furent indolores, mais ne provoquèrent même pas de réaction locale.

Observation VIII

Le nommé L... Alfred, âgé de 40 ans, entre au nouvel hôpital, salle 1, lit n° 6, le 28 août.

Le malade a l'aspect d'un homme robuste. Pris subitement le soir en se couchant de diarrhée, crampes, vomissements, il est amené presque aussitôt à l'hôpital. A son entrée on constate que les extrémités et la figure sont froides. Les lèvres, le lobule du nez, les oreilles sont cyanosées.

Les extrémités sont en algidité complète.

Tempér. 36° 4.

Le pouls n'est perceptible nulle part.

L'auscultation du cœur démontre un affaiblissement considérable dans les battements.

Le 1er temps semble avoir disparu. On compte environ 70 battements à la minute.

L'amaigrissement est considérable, le nez est effilé, les yeux excavés, bistrés; le regard est éteint, la pupille dilatée.

Les vomissements sont continuels, le malade vomit tout ce qu'il prend.

La diarrhée est fréquente, liquide, riziforme, l'intelligence a disparu. Il existe une torpeur intellectuelle très prononcée.

Collapsus très prononcé.

10 h. 1/4. — On pratique une 1re injection de liquide testiculaire, 2 gr. de liqueur pour 2 gr. d'eau.

L'injection est faite au niveau du grand pectoral droit. Elle paraît peu douloureuse.

10 h. 30. — Le pouls devient légèrement perceptible, il donne 85 à la minute.

Tempér. 36° 5.

10 h. 40. — Le pouls disparaît presque subitement.

10 h. 45. — Seconde injection au niveau du grand pectoral gauche.

11 h. 15. — Pas de réaction. La chaleur ne monte pas à la peau. Les extrémités sont toujours froides.

11 h. 45. — La température est de 36°,4.

Le pouls donne 90. Il est perceptible, mais dépressible. Les battements du cœur sont plus nets.

11 h. 55. — Troisième injection dans la fesse gauche.

1 h. — La température est de 36°,2.

Le pouls n'est pas sensible.

2 h. 40. — La température tombe à 35°,6.

Le pouls n'est perceptible ni à la radicèle, ni à la carotide.

L'auscultation du cœur donne 84 battements à la minute. Les bruits cardiaques sont très faibles.

Il n'y a plus de vomissements,

Mais il existe une diarrhée intense. Les selles deviennent sanguinolentes, gelée de groseilles.

L'algidité est croissante. La cyanose de la figure et des extrémités s'accentue encore.

Il n'y a pas de crampes.

3 h. 55. — La température est de 35°,3.

On fait deux injections consécutives de 2 gr. dans les cuisses.

4 h. 1/2. — Le malade est très agité. Il veut se lever constamment et demande ses habits pour s'en aller.

La diarrhée continue toujours.

La température est de 36°,7. Le pouls donne 160.

6 h. — Agitation croissante, on est obligé de maintenir le malade sur son lit.

7 h. 1/2. — L'algidité s'accroît, le malade perd connaissance presque subitement et meurt.

Observation IX

La nommée D..., âgée de 46 ans, entre au pavillon D, lit n° 13, le 29 août.

Femme surmenée, maigre, épuisée par le travail.

Prise subitement chez elle, de diarrhée, crampes et vomissements il y a 12 heures.

A son entrée à l'hôpital, elle se trouve dans un état très grave.

Algidité complète, collapsus. L'intelligence est disparue. Résolution complète.

Les vomissements sont fréquents. La malade n'a pas la force de se déplacer pour vomir.

La diarrhée est abondante. Les selles sont fréquentes, riziformes et complètement liquides. La malade ne peut demander le vase et laisse aller sous elle.

Les crampes sont continues ; se faisant sentir également dans les deux jambes.

La malade prend difficilement les médicaments et laisse couler le long des commissures labiales, le liquide que l'on lui introduit dans la bouche.

Température, 35°,2.

Traitement. — Frictions sur les jambes.

Contre la diarrhée : potion à l'élixir parégorique et acide lactique.

Contre vomissements : potion de Rivière.

Le pouls n'est pas perceptible.

Les battements du cœur sont très sourds, le premier temps a presque disparu. On compte environ 78 battements à la minute.

5 h. 1/2 du soir, — Première injection dans la cuisse droite. Injection de 2 gr. de liquide testiculaire dans 2 gr. d'eau.

L'injection n'est pas douloureuse.

10 h. du soir. — La température est à 37°,2.

Le pouls à 120. Il est bondissant.

La connaissance reparaît. La malade répond d'une façon convenable aux questions posées.

Elle se trouve très bien et ne se plaint que d'une douleur à l'épigastre.

Sueur profuse sur les membres et la figure qui restent pourtant au-dessous de la température du corps.

30 août. Au matin, la température est à 37°,5.

Le pouls donne 90 à la minute.

La connaissance est complète, la malade parle, demande à boire et ne laisse plus aller sous elle.

Pendant la nuit, pas de vomissements. Cependant les selles sont toujours très abondantes, entièrement liquides, quelques-unes riziformes.

11 h. 1/2. — La température baisse légèrement, 36°,2.

La malade présente un peu d'affaissement.

Le pouls diminue d'amplitude, il est à peine perceptible et donne 114 à la minute.

On pratique une seconde injection de 2 gr.

3 heures. — Le pouls n'est pas perceptible. La température retombe à 35°,7.

Affaissement complet sur le lit.

Diarrhée toujours très abondante. Quelques évacuations involontaires dans le lit.

On pratique une troisième injection de 2 gr.

6 heures. — Le pouls se relève, il a plus d'amplitude et reste aux environs de 110.

La température est à 36°,3.

La malade dit se trouver mieux.

31 août. Grande amélioration. La malade se meut parfaitement dans son lit. La nuit a été relativement bonne. Léger répos.

Soif ardente. Pas de vomissements. Les selles diminuent en nombre, mais ont toujours les mêmes caractères.

10 heures. — Le pouls est à 90.

Température. 36°,9.

11 heures. — Quatrième injection de 2 gr.

6 heures. — La journée a été bonne. La malade a dormi. La diarrhée diminue.

1er septembre, Au matin, température 36°,2.

Pouls, 104.

La malade se dit beaucoup mieux, cependant les extrémités sont encore froides, le pouls dépressible. Presque pas de diarrhée, pleine connaissance.

5 heures. — On pratique une cinquième injection.

8 heures. — Température, 36°,4.

Pouls, 114.

2 septembre. Température, 36°.

Pouls, 90,

L'état général s'est bien amélioré, sauf l'intelligence qui paraît considérablement diminuée et obtuse.

Plus de diarrhée. Pas de vomissement.

4 heures 1/2. — Sixième injection.

10 heures. — Pas de réaction. La malade tombe dans une sorte de coma. La respiration est stertoreuse et difficile. Il y a de la dyspnée.

3 septembre. La nuit s'est passée moins bonne. Le pouls est presque imperceptible, filiforme et donne 102. Les battements du cœur sont très sourds.

Température, 36°7.

Le coma existe toujours. Il n'y a pas du tout de connaissance. Pas de réaction.

A l'auscultation. — Signes de broncho-pneumonie gauche.

4 septembre. Mort à 7 heures 1/2 du matin.

Observation X.

La nommée A. Zélie, âgée de 54 ans, ménagère, entre le 28 août, salle D, lit n° 11.

Femme peu vigoureuse, affaiblie par l'âge, le travail et la mauvaise nourriture.

Prise subitement dans la nuit du 27 au 28 août, de vomissements, diarrhée et crampes. Elle tombe presque instantanément dans une sorte de collapsus dont rien ne peut la tirer.

Elle entre à l'hôpital le 28 août au matin.

Dès son arrivée, on note des vomissements fréquents, de la diarrhée très abondante, des crampes constantes dans les deux jambes. Les extrémités sont froides et cyanosées, ainsi que le lobule du nez, les oreilles, les pommettes. L'œil est excavé, le regard voilé.

L'intelligence est anéantie. La malade ne reconnaît personne et n'a pas la force de répondre aux questions posées.

Traitement :

Contre les vomissements : Potion de Rivière.

Contre la diarrhée : Potion à l'acide lactique et à l'élixir parégorique.

Contre les crampes : Frictions.

Vers le soir les crampes se calment un peu, mais la diarrhée continue ainsi que les vomissements.

29 août. La situation est la même.

Les selles sont riziformes.

Les vomissements continuent presque aussi abondants qu'hier.

Les crampes n'ont pas reparu.

La malade est toujours plongé dans le collapsus. On continue le traitement.

30 août. Au matin.

La situation s'est aggravée. La malade est dans le collapsus le plus complet. Il n'y a plus de réaction.

La voix est complètement éteinte, la malade ne peut se faire comprendre.

L'intelligence est obnubilée.

Les membres retombent inertes sur le lit lorsqu'on les soulève.

Les extrémités sont complètement algides.

Le pouls n'est plus perceptible.

Les battements du cœur sont sourds et mal frappés.

Les vomissements sont fréquents. La malade rejette tout ce qu'elle ingère, même le liquide des boissons.

Selles riziformes nombreuses.

Temp. 36°5.

11 heures. — Injection de 2 grammes de liqueur testiculaire, dilués dans 2 grammes d'eau. Injection pratiquée dans la cuisse droite et très profondément.

2 heures. — Le pouls est encore imperceptible, les battements du cœur sont toujours aussi sourds. Le refroidissement s'accentue. La température axillaire reste à 36°7.

2 h. 35. — Seconde injection dans la cuisse gauche. Pas de douleur à l'injection.

6 heures. — Temp. 37°. Pouls 110.

L'état général est moins mauvais. La malade se remue volontiers et commence à reconnaître ceux qui l'entourent.

La diarrhée est toujours aussi abondante.

Il n'y a pas de vomissement.

La malade prend ce qu'on lui donne et ne vomit pas.

L'algidité disparaît.

31 août. 7 heures. — La nuit a été bonne. La malade a paru dormir.

Pas de vomissements.

Plusieurs selles riziformes que la malade a laissé aller sous elle, n'ayant pas la force de demander le vase.

9 heures. — Temp. 36°. Pouls 102.

Les extrémités sont froides.

Le pouls est à peine perceptible.

La malade a la force de s'asseoir sur son lit.

L'intelligence reparait. La voix est nasonnée, mais très compréhensible.

Elle demande à boire et ne laisse plus aller sous elle.

D'elle-même, elle se trouve beaucoup mieux.

11 heures. — On pratique une 3e injection de 2 grammes de liquide testiculaire.

4 heures. — La journée est bonne, la malade supporte bien les médicaments.

Pas de vomissements.

Deux selles riziformes.

1er septembre. 10 heures du matin.

Pouls 112, filiforme.

Temp. 36°2.

L'intelligence est peu ouverte, cependant la malade comprend ce qu'on lui dit.

Une seule selle ce matin.

Pas de vomissements.

Les extrémités se réchauffent légèrement.

La malade du reste avoue se trouver mieux.

5 heures du soir. — 4e injection.

8 heures. — Temp. 36°3. Pouls 104.

2 septembre. Matin. Temp. 36°2. Pouls 96.

La nuit a été bonne, mais la malade est dans un état d'hébétude complet. L'intelligence est très obtuse.

Le pouls est filiforme.

Les extrémités ne sont plus aussi froides qu'hier.

4 h. 1/2. — 5e injection.

3 septembre. Temp. 35°3. Pouls 84.

Etat comateux.

La parole est difficile, l'intelligence à peu près disparue.

L'état général parait cependant bon.

La respiration est facile, il n'y a pas de vomissement, pas de diarrhée.

5 heures. — La malade tombe presque subitement dans le coma complet.

Perte de connaissance absolue.

Il n'y a plus de réaction.

4 septembre. Au matin, il semblerait que la connaissance revienne un peu. La malade répond d'une façon intelligible.

Temp. 35°8. Pouls 78, filiforme.

Il y a toujours arrêt des vomissements et de la diarrhée.

5 septembre. Au matin la malade tombe dans le collapsus le plus complet. La température tombe à 34°8.

La pouls n'est plus plus perceptible nulle part. Elle meurt à 10 heures.

OBSERVATION XI.

Le nommé S.... Jean, âgé de 42 ans, entre à l'hôpital, salle I, lit n° 52.

Homme assez vigoureux. Pris subitement en se rendant, à son travail, de crampes, de vomissements et de diarrhée.

Transporté presque aussitôt à l'hôpital.

A son arrivée, la figure est caractéristique.

La face est grippée, le nez effilé, les yeux encavés, bistrés, le regard est morne.

Léger amaigrissement.

La langue est saburrale.

Les vomissements sont continus et verdâtres.

En arrivant, le malade a une évacuation liquide, riziforme, indépendante de sa volonté.

Nombreuses crampes dans les deux jambes.

Il n'y a pas d'algidité des extrémités, mais une légère cyanose.

La température est de 35° 4.

Le pouls n'est pas perceptible.

Les battements cardiaques sont bien frappés.

Traitement :

Contre les vomissements. Potion de Rivière, champagne, glace.

Contre la diarrhée. Potion ordinaire.

Contre les crampes. Frictions.

29 août, au matin. — La situation est plutôt mauvaise. Le malade est dans le collapsus. Il y a de l'algidité des extrémités.

Température 35° 6.

Le pouls n'est pas perceptible.

10 heures 1/4. — Injection sous-cutanée de 2 gr. de liquide testiculaire dilius dans 2 gr. d'eau.

L'injection est faite dans la fesse droite et très profondément. Elle paraît complètement indolore.

10 heures 40. — Pas de réaction bien appréciable.

La température monte à 36°.

Le pouls reste imperceptible.

10 heures 45. — Seconde injection dans la fesse gauche.

11 heures 1/4. — Le pouls remonte un peu et donne environ 90 pulsations à la minute.

11 heures 45. — La température et à 35° 7.

Le pouls n'est pas perceptible.

Il existe toujours quelques crampes.

Les battements cardiaques sont bien frappés.

11 heures 50. — On fait une troisième injection au niveau du grand pectoral droit.

2 heures. — La température et à 37° 4.

Le pouls donne 120 pulsations.

Les extrémités sont couvertes de sueurs.

L'intelligence est peu ouverte.

2 heures 50. — Quatrième injection.

4 heures. — La températoture est à 38° 2.

Le pouls donne 102.

Il n'y a pas de connaissance, mais une légère agitation.

Sueurs profuses.

8 heures. — Temp. 37° 9.

Pouls 106.

Les extrémités sont froides.

Etat comateux très accusé.

Le malade meurt dans la nuit.

Observation XII.

Le nommé J.... Louis, âgé de 6 ans, entre pavillon I, lit n° 46, le 25 août.

Enfant chétif. Léger degré d'alcoolisme malgré son jeune âge. Pris dans la journée subitement de diarrhée, de vomissements et de crampes.

A son arrivée à l'hôpital l'enfant est très abattu, et vomit très fréquemment. Il se plaint incessament sans préciser le siège de ses douleurs.

La diarrhée est abondante, les selles sont liquides et de couleur noire (il avait pris avant de venir une potion à base de bismuth, on retrouve du reste de ce sel dans les vomissements).

La face est grippée, les yeux cerclés de noir profondément enfoncés dans l'orbite.

Le pouls n'est pas perceptible. Les battements du cœur sont mal frappés et sourds.

On trouve de temps à autre de l'arythmie.

Les extrémités sont froides, cyanosées, le corps lui-même se refroidit.

L'anurie est complète.

Traitement ordinaire.

26 août. La situation reste la même, le malade va toujours en se refroidissant.

27 août. On pratique l'enveloppement dans une couverture de laine après avoir frotté toute la surface du corps avec de la farine de moutarde.

Cette friction paraît ranimer un peu l'enfant qui parvient à prendre un peu de champagne par cuillerées à café, et de la potion de Rivière qu'il supporte.

28 août. Les vomissements cessent au matin.

Depuis hier soir il n'y a pas eu de selle, Mais la connaissance a disparu. L'enfant ouvre les yeux lorsqu'on lui parle, mais ne reconnaît pas les personnes qui l'entourent et ne répond rien.

Cris continuels provoqués par des douleurs qu'on ne peut localiser.

Température anale 36° 5. Le pouls n'est pas perceptible. Le cœur donne environ 75 battements à la minute. Ces battements sont très faibles. Les yeux sont éteints, congestionnés.

10 h. 5. — Injection de 2 grammes de liquide de Brow-Séquard dilués dans 2 grammes d'eau.

L'injection est pratiquée dans la fesse gauche.

L'injection paraît être peu douloureuse.

10 h. 20. — Le pouls devient perceptible et donne 120 pulsations à la minute.

L'algidité existe toujours aux extrémités.

Le cœur paraît remonter comme force. Les battements sont meilleurs, les temps mieux frappés.

10 h. 40, — Température 36° 8.

11 heures. — Température 36° 4.

Les battements du pouls ne sont plus perceptibles, il n'y a pas encore de chaleur aux extrémités.

11 h. 5. — Seconde injection de 2 grammes dans la fesse droite.

11 h. 1/2. — Le pouls remonte et donne environ 85 pulsations à la minute.

Les battements cardiaques sont nets, les extrémités toujours froides.

2 h. 30. — Le pouls monte à 140 pulsations à la minute.

Le malade est dans le même état d'adynamie. Collapsus complet, aucune connaissance. Il pousse constamment des cris inarticulés.

Légère agitation. Mouvements spontanés continuels qui n'avaient pas existé jusqu'ici.

La température monte à 37° 4.

La déglutition est facile, l'intelligence semble revenir un peu, l'enfant comprend ce qu'on lui dit.

4 heures. — Il n'y a plus de connaissance.

Plus de réaction, plus de réflexe.

L'inertie est complète. L'enfant pousse cependant de temps à autre des cris incompréhensibles.

La température est de 36° 2.

8 heures. — La température tombe à 35° 7.

Plus de pouls nulle part. Algidité presque complète.

Plus de déglutition. Les dents restent obstinément serrées.

La mort survient à 9 heures.

Observation XIII.

Le nommé Yvon Léon, âgé de 35 ans, infirmier, entre le 30 août, salle I, lit nº 12.

Homme bien portant, très robuste, infirmier depuis longtemps. Il était chargé depuis le commencement de l'épidémie d'aller en ville chercher les malades. Il voyageait dans la voiture à côté du malade. Durant ces derniers temps il était très surmené. De plus, selon le préjugé vulgaire croyant à l'alcool comme traitement prophylactique du choléra, il en absorbait de fortes doses.

Le 30 août, à 5 h. 1/2 du soir, il se trouvait dans un état d'ébriété très prononcé. En voiture, à la suite d'une fausse manœuvre, il est renversé et contusionné à la jambe. Il n'en continue pas moins son service et pour se remettre il absorbe encore de l'alcool. Il se trouve à 10 h. 1/2 dans une ivresse complète.

Malgré le conseil qu'on lui donne de se reposer, il part chercher un dernier malade en ville. Il rentre à 11 h. 1/2 et au moment de descendre de voiture, il tombe sur la banquette tordu par des crampes subites et atroces. En même temps les vomissements le prennent ainsi que la diarrhée. On le transporte aussitôt en salle où il arrive à moitié privé de connaissance. Nous constatons à ce moment que le malade laisse aller inconsciemment sous lui une selle très abondante, liquide et très fétide.

A l'examen nous trouvons la figure cyanosée, les yeux convulsés en haut, une pupille dilatée réagissant très bien à la um ière.

Les mains, les pieds, les oreilles, le lobule du nez sont froids et cyanosés.

A notre interrogatoire le malade ne répond pas. Il paraît ne pas avoir conscience de ce qui l'entoure.

Il pousse des cris continuels par suite des crampes qui sont très douloureuses dans les deux jambes. Les muscles se dessinent très bien sous la peau en se contracturant alternativement.

Une sueur froide et profuse apparaît presque subitement sur tout le corps.

Température 35° 3. Le pouls n'est perceptible ni à la radiale, ni à la carotide, ni à la fémorale.

Les bruits du cœur sont mal frappés, les temps irréguliers.

Le masséter est contracturé, le trismus complet. Pour faire prendre une cuillerée de potion, on est obligé de desserrer les dents au moyen du manche d'une cuillère.

On donne le traitement ordinaire.

31 août, matin. — La nuit s'est passée dans la même situation. L'état n'a pas changé. Le malade reconnaît cependant par moment ceux qui l'entourent.

Les crampes sont continues et excessivement violentes. Nombreux cris du malade.

Les vomissements ne cessent pas.

La température descend à 34° 5. Le pouls, à peine perceptible à la carotide, donne 102 à la minute.

Il n'y a plus de cyanose.

Pas de réflexe. Le malade est couché dans son lit dans l'anéantissement le plus complet. Les extrémités sont froides et cyanosées.

On injecte 2 gr. de liquide de Brown-Séquard dilués dans 2 gr. d'eau.

10 h. 1/4. — Le pouls est perceptible à la radiale et donne 124 pulsations à la minute.

Les crampes sont continuelles et toujours assez violentes.

Agitation assez forte.

Il y a un peu de connaissance, le malade cause et reconnaît très bien tout le monde.

11 heures. — Temp. : 35° 3. Pouls : 120.

On pratique alors une seconde injection de 2 gr. de liqueur dans 2 gr. de liquide.

A ce moment, nous découvrons quelques marbrures sur la peau des jambes et à la partie externe de l'avant-bras.

11 h. 45. — Les crampes sont encore aussi violentes ; les vomissements durent toujours.

Seule, la diarrhée n'a pas reparu. Depuis qu'il est alité, il n'y a pas eu de selle.

La connaissance disparaît à ce moment. Le malade est très agité et délire.

1 heure. — Crampes atroces dans tous les membres. Les doigts des mains sont recourbés en griffe, la peau des doigts est rétractée, on a une véritable main de squelette. Tous les muscles, depuis le sterno-mastoïdien, jusqu'aux muscles des jambes, sont comme tétanisés.

Il y a une légère connaissance.

Contre les douleurs atroces occasionnées par les crampes, nous injectons dans chaque muscle une goutte de teinture d'opium. Nous en injectons ainsi 15 gouttes dans les muscles les plus atteints. A ce moment, le pouls n'est perceptible nulle part.

1 h. 30. — On constate une légère amélioration. Les crampes sont moins fortes, diminuent d'intensité et sont beaucoup moins douloureuses.

3 h. 5. — Nous pratiquons une 3e injection de 2 gr. A ce moment, le pouls n'est perceptible nulle part.

Le malade a toujours sa connaissance.

Les crampes recommencent à être aussi fortes.

L'excitation disparaît.

Algidité complète des extrémités.

Les marbrures des membres augmentent. Il n'y a plus de vomissements. La diarrhée n'existe pas, et le malade n'a pas uriné une seule fois.

4 heures. — Température : 36° 3. Les crampes sont toujours aussi nombreuses et aussi violentes.

On pratique une 4e injection.

4 h. 1/2. — Devant la violence des douleurs occasionnées par les crampes, on frictionne le rachis avec un morceau de glace jusqu'au complet refroidissement des téguments.

5 heures. — Le moyen n'ayant amené aucune amélioration, on pose des sinapismes le long de la colonne vertébrale. Le malade qui, jusqu'ici, n'avait eu aucune réaction, se plaint de la douleur que lui occasionnent les sinapismes.

La température reste la même.

Le pouls est toujours imperceptible.

Les crampes toujours aussi fortes.

6 heures. — On pratique l'extension continue avec un poids de 2 kilog. à chaque jambe.

8 heures. — Les crampes ont disparu aux jambes, elles n'ont pas cessé dans les bras et les muscles du tronc.

La situation ne se modifiant pas autrement, nous pratiquons une 5e injection.

8 h. 1/4. — La température monte à 37° 5.

Le pouls est perceptible et donne environ 125 à la minute.

La connaissance est complète, le malade reconnaît tout le monde.

Les crampes, qui ne se font plus sentir aux jambes, diminuent d'intensité aux muscles des autres parties.

Minuit. — La connaissance se perd tout d'un coup. Le malade se refroidit vivement malgré les frictions énergiques. Il meurt à 3 heures du matin.

D'autres malades ont été traités par les injections de liquide testiculaire. Chez tous nous avons noté à peu près les mêmes modifications dans l'état général et dans chaque organe.

Comme pour les injections sous-cutanées d'éther nous allons les prendre chacun en particulier.

Avant tout notons ici la parfaite innocuité des injections sous-cutanées de liquide testiculaire. Dans les observations précédentes, chez tous les malades que nous avons traités ainsi, nous n'avons pas eu la plus petite réaction locale. D'abord la douleur, suite de la piqure, était nulle ou du moins très supportable. Généralement les malades ne se plaignaient pas.

Nous avons dit au début de ce chapitre que M. le professeur Brown-Séquard avait démontrée et publié que le liquide testiculaire étendu de son poids d'eau n'occasionnait aucune douleur lorsqu'il était injecté sous la peau. Toujours nous avons suivi ce principe et comme on le voit nous n'avons qu'à nous en louer.

On pourrait croire que des injections de quatre centimètres cubes devaient amener une réaction locale plus ou moins vive, surtout contenant une bonne partie de liqueur concentrée, il n'en a rien été. L'injection poussée profondément dans le tissu cellulaire sous-cutanée formait au début une grosseur assez volumineuse. Mais dans un laps de temps très court, cette grosseur disparaissait complètement, au point qu'au bout de quelques heures il eut été impossible de préciser l'endroit où avait été faite l'injection. L'absorption du liquide s'opérait donc très vivement et ne le cédait en rien à ce point de vue aux injections sous-cutanées d'éther.

Absorbé, lancé dans la circulation, le liquide testiculaire a-t-il une action prompte sur l'organisme? Il nous serait difficile de nous prononcer. Dans certains cas (observation VIII), on notait une réaction très nette au bout de 1/4 d'heure. Dans d'autres cas la réaction ne se produit qu'au bout d'un temps beaucoup plus long, et enfin dans plusieurs observations une première injection n'a donné lieu à aucune réaction et le premier changement survenu ne s'est produit qu'à la suite d'injection de doses relativement considérables.

Une chose qui frappe surtout en parcourant nos observations c'est l'action qu'exerce le liquide sur le pouls. Celui-ci, dans quelque cas insensible au doigt, se fait sentir au bout d'un instant. Le nombre des pulsations est supérieur au nombre habituel. Si l'on pratique une nouvelle injection ce nombre augmente encore et peut, comme dans l'observation IX, arriver au chiffre de 120, et se maintenir longtemps au-dessus de 100 pulsations à la minute.

Le cœur bénéficie également de l'action du liquide, mais cependant il faut le dire pas autant qu'avec les injections sous cutanées d'éther. Les battements deviennent nettement frappés et distincts, alors qu'avant l'injection ils étaient sourds et à peine sensibles à l'oreille; mais la force de la contraction manque et, dans plusieurs observations, à côté de l'élévation du nombre de pulsations, on trouve noté un pouls filiforme, dépressible quelque fois très peu sensible au doigt (observations IX, X). Il est bon cependant d'ajouter que l'action se prolonge beaucoup plus qu'avec l'éther, probablement grâce au peu d'élimination subie par le liquide. Mais un fait à noter, et qui se fait remarquer surtout dans l'observation XII, c'est que après une réaction assez vive du côté de l'appareil circulatoire, il se produit une détente presque aussi brusque. Le pouls d'abord augmenté en nombre de pulsations et en amplitude baisse tout à coup, les battements cardiaques diminuent et le malade se retrouve en un instant dans le même état que par le passé.

Quant à la température, les injections ont eu peu d'influence sur elle. Nous ne notons pas ici ces fortes élévations que nous avons notées avec les injections sous-cutanées d'éther. Habituellement la colonne thermométrique n'accusait que des différences très minimes, quelques dixièmes de degré, ou un degré au plus, sans que cette élévation durât bien longtemps. Une seule fois (observation XI) nous trouvons une élévation d'environ 2 degrés, le thermomètre monte à 38° 2 de 36° 4 qu'il était auparavant, mais cette montée s'est faite progessivement et la température ne s'est maintenue aussi élevée qu'un temps relativement court.

Du côté de l'appareil pulmonaire, les modifications sont bien moindres. La circulation se régularisant et s'améliorant, la respiration s'améliore également. La cyanose disparaît, les malades accusent une amélioration qu'ils apprécient, mais le plus souvent à la suite de doses assez fortes. Une seule fois (observation VI), la réaction sur les deux appareils, circulatoire et respiratoire, est assez forte pour provoquer des sueurs profuses dont le malade se plaignit du reste.

Là où l'action du liquide testiculaire s'exerça le plus manifestement, fut le système nerveux. Chez beaucoup de malades nous avons noté du délire; délire doux et tranquille, avec hallucination, preuve d'une excitation légère des centres encephaliques, ou bien violent et furieux, comme dans l'observation VIII, où le malade, plongé un instant auparavant dans le collapsus, cherche tout à coup à se lever, veut s'habiller et sortir,

Chez tous ceux qui font les sujets des observations précitées, chez la plupart de ceux que nous avons ainsi traités, nous avons noté une excitation. Au bout d'un temps très variable, tantôt à la suite d'une très petite dose, tantôt à la suite de doses assez fortes, les malades sortent de leur torpeur, se meuvent librement dans leur lit, parlent, comprennent ce qu'on leur dit et répondent d'une façon intelligible. Il y aurait donc ici une double intervention. L'une au point de vue intellectuel, au point de vue psychique, puisque les malades recouvrent un instant la faculté de se mettre en rapport avec le monde extérieur; l'autre au point de vue purement physique se rapportant aux centres médullaires et aux centres des mouvements des membres.

Cette double action a déjà été dérite par M. le professeur Brown-Séquard lui-même, et les expériences de tous les jours prouvent surabondamment l'action du liquide testiculaire sur les moelles fatiguées ou débilitées.

Quant à l'action sur les secrétions nous n'avons remarqué rien de particulier.

Cependant nous ne croyons pas que cette action fut importante. Nous n'avons trouvé parmi nos observations qu'un seul cas où la sueur fut assez importante. D'un autre côté dans certains cas (observation IX), on a pu prolouger des malades de plusieurs jours.

Or si la liqueur employée avait eu la moindre action sur le rein, il est fort probable que, durant un espace de temps de plusieurs jours, la secrétion urinaire se fut rétablie et que le malade eut été sauvé. Il n'en a pas été ainsi et le sujet de cette observation est mort en pleine anurie.

Nous n'avons donc pas ici à enregistrer les succès obtenus en Russie par Ouspensky. Nous ne devons nous borner qu'à relever les modifications apportées dans l'état des malades atteints de choléra. Introduites dans la thérapeutique du collapsus et de l'algidité cholérique, les injections sous-cutanées de liquide testiculaire ont plusieurs bons côtés, et jusqu'à ce qu'un spécifique plus énergique soit trouvé, nous pensons qu'elles doivent prendre place à côté des nombreux médicaments usités de nos jours et dont les effets sont malheureusement si variables.

RÉSUMÉ.

Telles furent les diverses modifications employées au nouvel hôpital du Hâvre pour combattre l'épidémie de choléra. La statistique particulière à chacune d'elles serait d'autant plus difficile à établir que dans nombre de cas, plusieurs ont été employées. Nous nous contenterons de donner le résultat général et de faire la moyenne.

Le nombre de cas cholériques nettement constatés dans les salles, a été de 677 dont 409 hommes et 268 femmes.

Les décès ont été de 284, dont 167 hommes et 113 femmes.

Soit donc une mortalité moyenne de 41,80 pour 100, dont 40,83 pour 100 pour les hommes et de 42,17 pour les femmes.

CONCLUSIONS

1° Le choléra du Hâvre a été le choléra asiatique ;

2° Le traitement ordinaire et classique a été suffisant un grand nombre de fois ;

3° L'extension continue a fait cesser les crampes des jambes toutes les fois qu'elle a été appliquée ;

4° L'antisepsie intestinale n'a donné aucun résultat ;

5° Les injections sous-cutanées d'éther ont été un puissant adjuvant du traitement général par leur action sur les systèmes : nerveux, circulatoire et respiratoire ;

6° Les injections sous-cutanées de liquide testiculaire ont une action bienfaisante sur les trois systèmes précités, mais à un degré moindre que les injections d'éther ;

7° La prophylaxie, l'hygiène et la propreté recommandées au personnel ont permis de n'avoir qu'un seul cas de contagion parmi les personnes en contact avec les malades.

BIBLIOGRAPHIE.

LAVERAN. — Article choléra (Dictionnaire encyclopédique).

DUPUY, — Progrès médical, 1882-1883 (Injections sous-cutanées d'éther dans le choléra).

EULENBURG. — Traité des injections sous-cutanées.

LUTON. — Traité des injections sous-cutanées à effet local (Paris 1873).

MACON. — Gazette obstétricale, 1876.

Mlle OCOUNKOFF. — Rôle physiologique de l'éther sulfurique, de son emploi en injections sous-cutanées comme médicament excito stimulant. Paris, 1877.

LETULLE. — France Médicale, 1879.

BOUCHARD. — Traité des auto-intoxications.

BROWN-SÉQUARD. — Publications diverses à la Société de Biologie, 1892.

GIBERT. — Normandie Médicale, 1892.

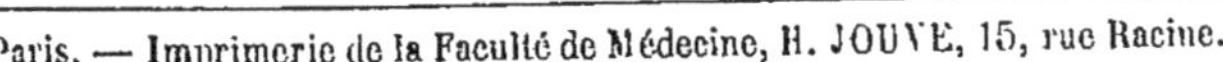

Paris. — Imprimerie de la Faculté de Médecine, H. JOUVE, 15, rue Racine.

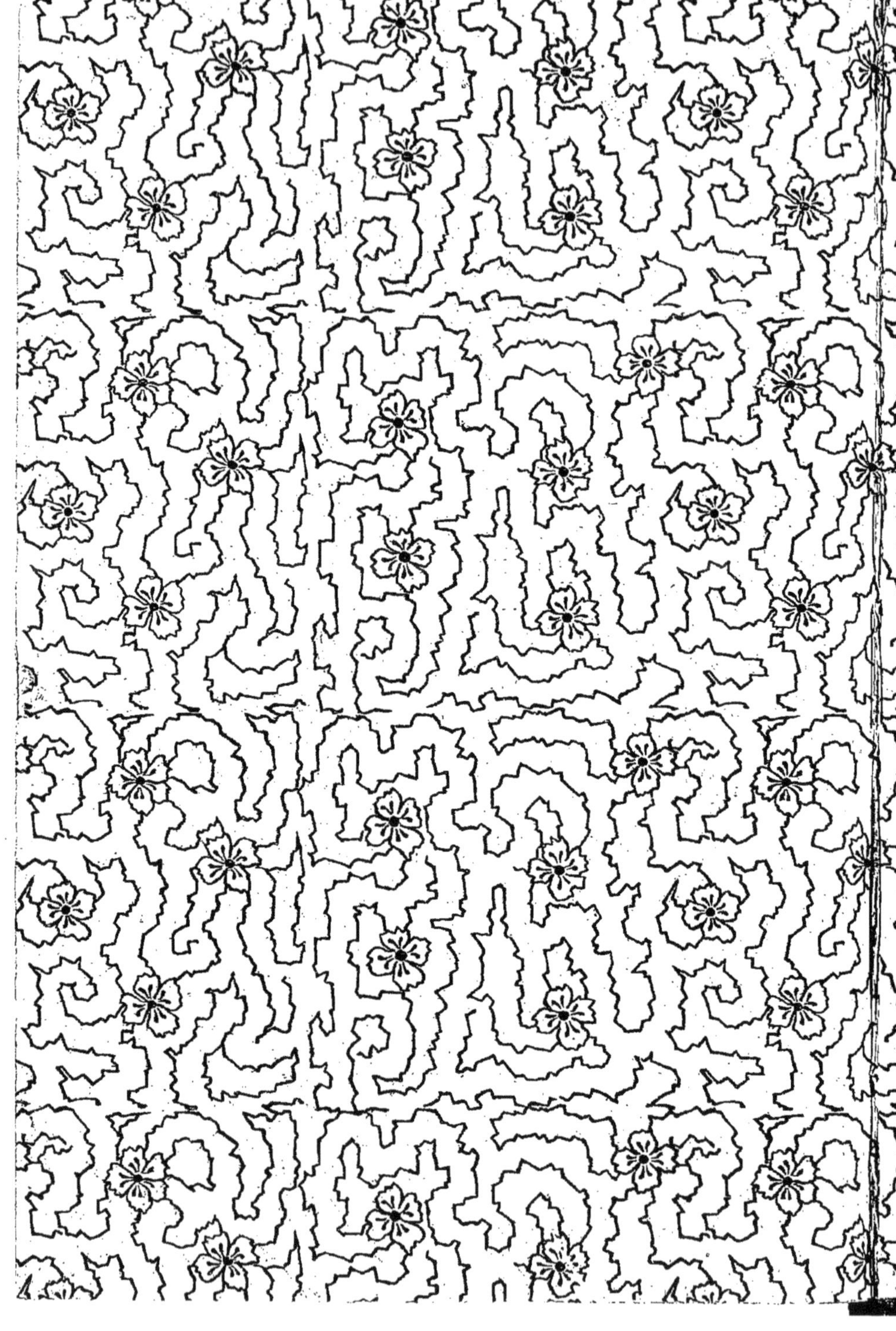

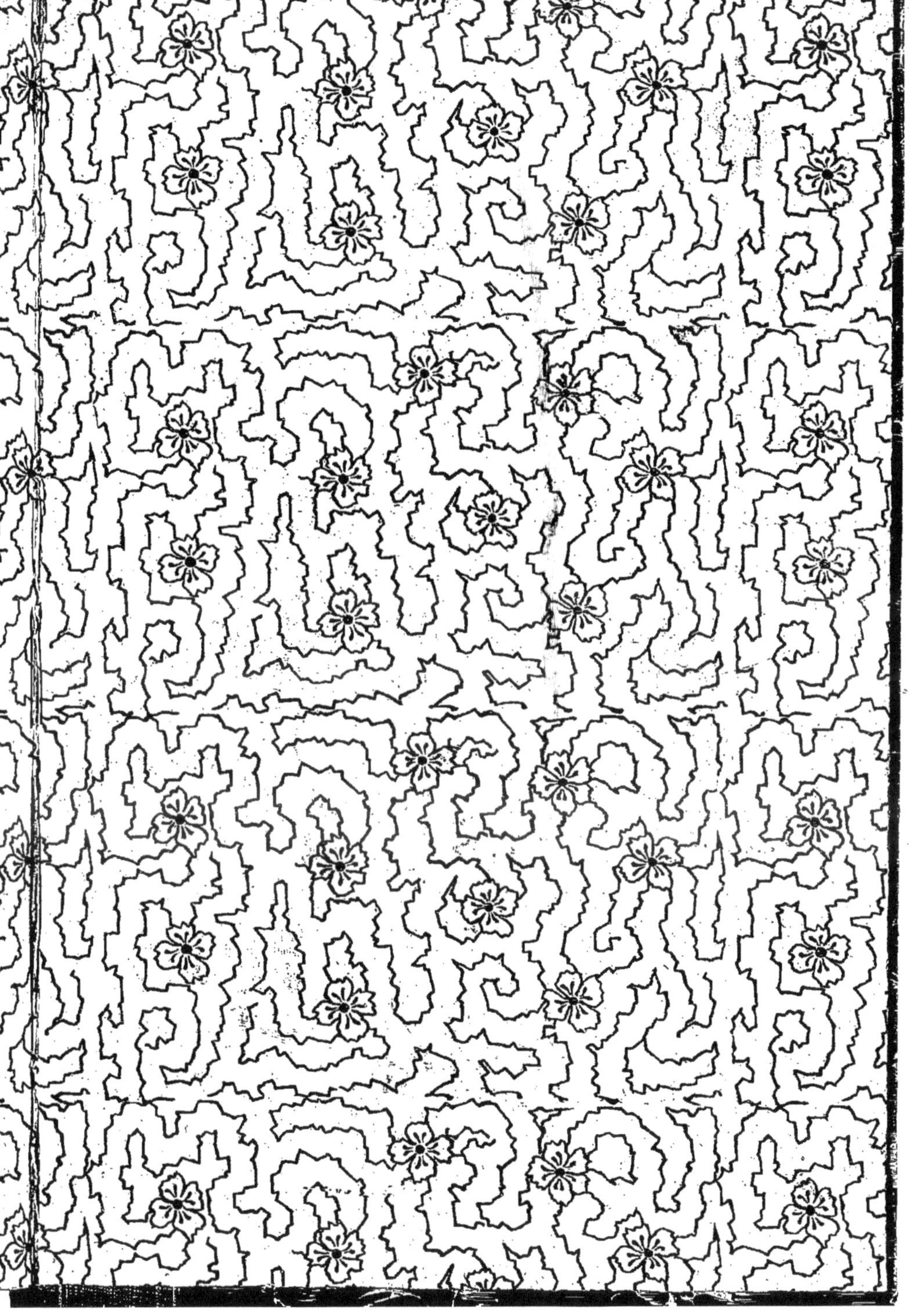

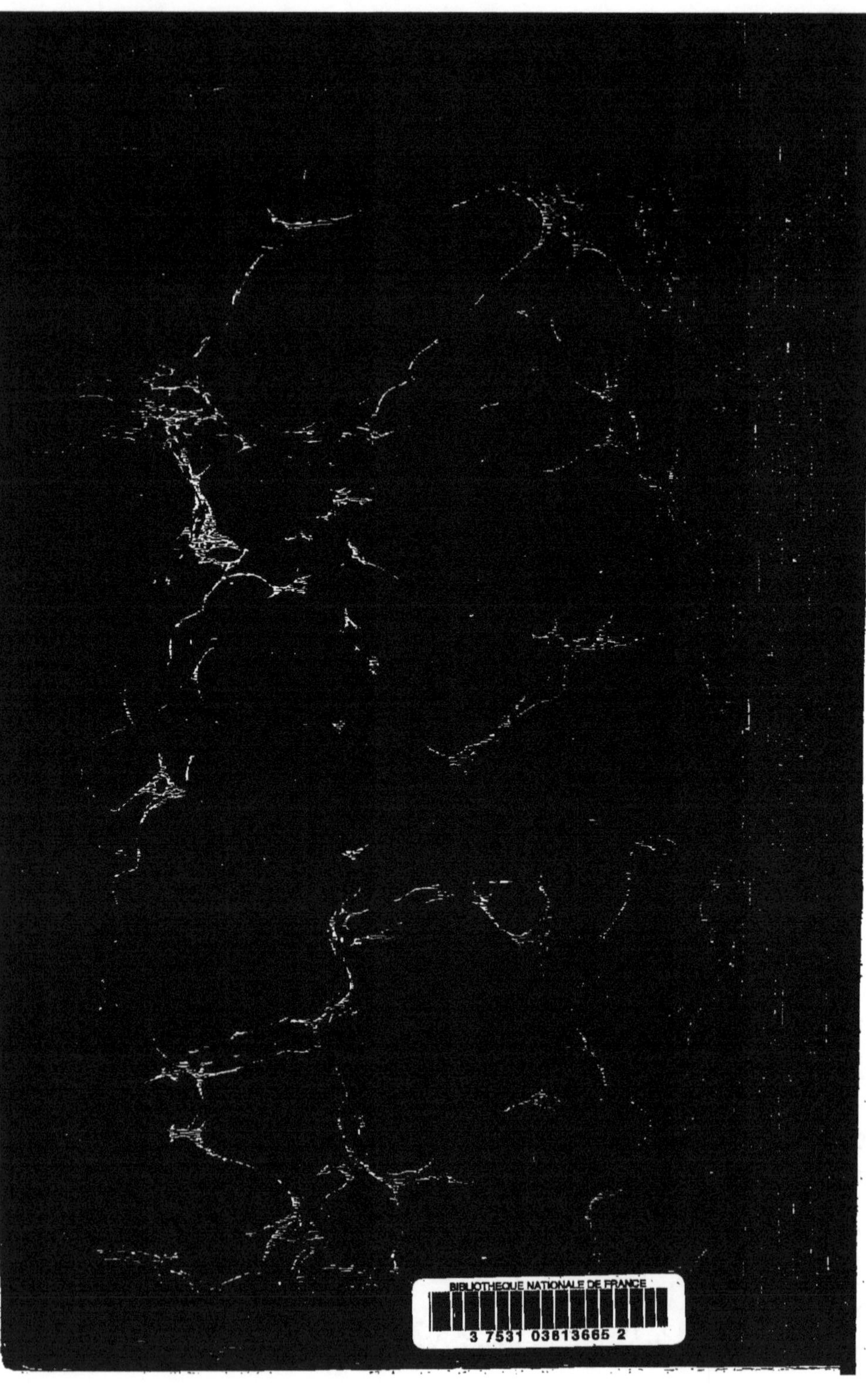

www.ingramcontent.com/pod-product-compliance
Ingram Content Group UK Ltd.
Pitfield, Milton Keynes, MK11 3LW, UK
UKHW012243240726
13966UKWH00003B/1255